U0385155

Handbook
of
Children's
Medication
for
Otolaryngologist

	1 月龄
推荐选择	
	1 岁
滴剂	
糖浆剂	
干混悬剂	2 岁
	3 岁
推荐选择	
	4 岁
滴剂	
糖浆剂	
咀嚼片	5 岁
颗粒剂	
	6 岁
可选择	
片剂	

新生儿

1月龄~1岁

幼儿（1~5岁）

6岁以上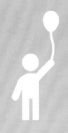

Handbook

of

Children's Medication

for

Otolaryngologist

耳鼻咽喉医生儿童用药手册

名誉主编 葛文彤
主　　编 张杰
副主编 杨扬
编　　者（以姓氏笔画为序）

马　宁　王晓玲　史　强　杨　扬
张　杰　邵剑波　段清川

插　　图 万真

网络
增值服务
ONLINE SERVICES

人民卫生出版社
·北京·

图书在版编目（CIP）数据

耳鼻咽喉医生儿童用药手册 / 张杰主编. —北京：
人民卫生出版社，2022.6
ISBN 978-7-117-33075-6

Ⅰ.①耳… Ⅱ.①张… Ⅲ.①小儿疾病 – 耳鼻咽喉病
– 用药法 – 手册 Ⅳ.①R725.605-62

中国版本图书馆 CIP 数据核字（2022）第 078514 号

人卫智网	www.ipmph.com	医学教育、学术、考试、健康，
		购书智慧智能综合服务平台
人卫官网	www.pmph.com	人卫官方资讯发布平台

耳鼻咽喉医生儿童用药手册
Er Bi Yan Hou Yisheng Ertong Yongyao Shouce

主　　编：张　杰
出版发行：人民卫生出版社（中继线 010-59780011）
地　　址：北京市朝阳区潘家园南里 19 号
邮　　编：100021
E - mail：pmph @ pmph.com
购书热线：010-59787592　010-59787584　010-65264830
印　　刷：北京顶佳世纪印刷有限公司
经　　销：新华书店
开　　本：889 × 1194　1/64　印张：2　插页：8
字　　数：80 千字
版　　次：2022 年 6 月第 1 版
印　　次：2022 年 6 月第 1 次印刷
标准书号：ISBN 978-7-117-33075-6
定　　价：39.00 元

打击盗版举报电话：010-59787491　E-mail：WQ @ pmph.com
质量问题联系电话：010-59787234　E-mail：zhiliang @ pmph.com
数字融合服务电话：4001118166　　E-mail：zengzhi @ pmph.com

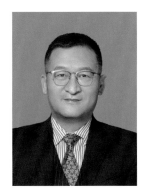

名誉主编简介 | **葛文彤**

主任医师，教授，博士研究生导师
国家儿童医学中心
首都医科大学附属北京儿童医院　副院长

- 首都医科大学耳鼻咽喉科学院第三届院务委员会　副院长
- 中国医师协会耳鼻咽喉头颈外科医师分会小儿耳鼻咽喉科学组　组长

Handbook
Children's
Medication for
Otolaryngologist

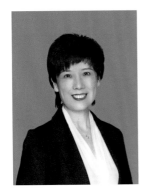

主编简介 | 张 杰

主任医师，副教授，硕士研究生导师

国家儿童医学中心

首都医科大学附属北京儿童医院耳鼻咽喉头颈外科　主任

● 中华医学会耳鼻咽喉·头颈外科学分会小儿学组　副组长

● 中国医师协会耳鼻咽喉头颈外科医师分会小儿耳鼻咽喉科学组
　副组长

● 国家儿童医学中心耳鼻咽喉头颈外科专科联盟　主任

● 亚太小儿耳鼻咽喉协会　中国委员

Handbook
of
Children's
Medication
for
Otolaryngologist

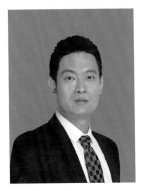

副主编简介 | **杨 扬**

主任医师，讲师

国家儿童医学中心

首都医科大学附属北京儿童医院耳鼻咽喉头颈外科　副主任

● 福棠儿童医学发展研究中心儿童听力学专业委员会委员

● 中国医疗保健国际交流促进会人工听觉分会　委员

序

近年来，规范儿童用药，降低儿童用药风险，是儿童疾病诊疗活动中的重大问题。无论是医务工作者还是患儿家长，都当提升对儿童安全用药的重视程度，最大程度地防止盲目、不规范甚至是错误的儿童用药，从而提高儿童用药的安全性。

对于儿童患者的专科用药，更是临床实践亟待改进和完善的。随着分级诊疗体系的建立，儿童耳鼻咽喉头颈外科亚专业逐步细化，专科指南和共识相继推出，常见专科疾病的规范化诊治也将顺势逐步下沉到基层。为保障医疗行为中儿童专科用药的规范性和安全性，非常有必要进行临床专科常用药物的系统介绍以及专科常见疾病的用药说明，以期达到不同层级医疗单位诊疗水平的同质化。本册《耳鼻咽喉医生儿童用药手册》正为此所著。

2022 年，于首都医科大学附属北京儿童医院而言是意义非凡的一年——喜迎建院 80 周年。一代代儿医人秉承着"公、慈、勤、和"的精神在儿科医、教、研、防领域深耕不辍。作为国家儿童医学中心，首都医科大学附属北京儿童医院也将持续发挥中心优势，切实带动和提升国家整体儿科医疗服务能力和水平。

感谢全书编者为本手册编写付出的辛勤努力。也希望大家与时俱进，未来在本书的修订中不断更新相应专业内容。正值"惊蛰"节气，春暖大地，万物复苏，生机盎然，希望以我们共同的努力呵护孩子们健康成长，拥抱未来！

2022 年 3 月

前言

随着医学领域的专业化、科学化的快速发展，疾病诊疗也逐步规范化。在日常临床诊疗过程中，儿童用药尤其是专科用药可参照的指导性书籍、手册缺乏，而临床医生尤其是基层医生、全科医生常为专科用药所困惑。国家儿童医学中心、首都医科大学附属北京儿童医院以使命为担当，以推进临床规范用药和提升医疗安全为目标，联手人民卫生出版社推出了这本实用性强、携带方便的"口袋书"——《耳鼻咽喉医生儿童用药手册》，便于临床专科医师、妇幼保健医师以及基层医师在实际工作中参照使用。

儿童的用药安全一直以来备受社会和家长关注。不同年龄、不同体重、不同疾病以及不同病情用药存在差异，稍有疏忽轻则延误病情，重则危害健康甚至危及生命，医生对儿童使用药物需要谨慎，再谨慎。因耳鼻咽喉疾病解剖部位彼此毗邻，儿童患者在选用药物治疗时也需要考虑全面，既要对症更要对因。耳鼻咽喉疾病也多为儿童常见疾病，各层级医院专科以及儿科医生都有可能遇到。用好本手册可以帮助更多的患儿接受规范的治疗、恢复健康，以减少家长往返转诊奔波之苦。

本手册由首都医科大学附属北京儿童医院具有丰富临床经验的耳鼻咽喉头颈外科医师和药学部临床药师倾力协作撰写。所涉及相关内容与国内外最新临床指南和《中国国家处方集：儿童版》（第 2 版）保持一致，具有较高的参考价值和实用性。本手册覆盖了儿童耳鼻咽喉常用药物的使用说明和常见儿童耳鼻咽喉疾病的用药选择，既方便系统学习使用，同时也备不时之需。临床实际中，疾病的病情发展复杂多变，应根据个体差异综合考虑、适时调整，灵活应用本书。一切以患儿的健康为首位！

2022 年 3 月

目录 CONTENTS

常见耳鼻咽喉疾病儿童用药

The Medication of Common Otorhinolaryngological Diseases for Children

1 常见耳疾病及其用药
The Medication of Common Ear Diseases

耳鼻咽喉
儿童常用药
Commonly Used Drugs of
Otorhinolaryngology for Children

4　黏液促排剂　72
Mucus Promotors

5　局部用药　74
Local Drugs

6　其他
Others

103

7 常用中成药物
Commonly Used Proprietary Chinese Medicines

113

参考文献
Reference

116

增值资源获取方式

刮开封底二维码涂层，微信扫码注册。即可轻松观看书中视频，免费获赠本书电子书。

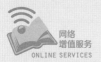
网络
增值服务
ONLINE SERVICES

常见耳鼻咽喉疾病
儿童用药

The Medication of
Common Otorhinolaryngological
Diseases for Children

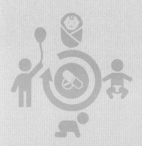

1 常见耳疾病及其用药
The Medication of
Common Ear Diseases

1.1 中耳炎

1.1.1 急性中耳炎

【病因】细菌/病毒等病原体经咽鼓管进入鼓室,引起相应的中耳黏膜感染,一般多继发于呼吸道感染。

【临床特点】定义为 48 小时内突然发生的中耳急性炎症反应,多发生在呼吸道感染后期,临床表现多以突发耳痛为主要症状,伴或不伴听力下降、鼓室积脓等。根据是否伴有化脓性炎症表现,可分为急性非化脓性中耳炎和急性化脓性中耳炎。

【药物治疗】

(1)全身用药:有明显的感染证据时可使用广谱抗菌药,首选阿莫西林克拉维酸钾、第二代头孢菌素等,疗程一般 7 ~ 10 日。如有相关青霉素或头孢类药物过敏史,可选用大环内酯类抗生素,如阿奇霉素,疗程 3 ~ 5 日。如以上药物治疗无效,可选择第三代头孢菌素,如头孢曲松等。

(2)局部治疗:鼓膜穿孔前疼痛可应用 1% 酚甘油或氧氟沙星滴耳液滴耳;鼓膜穿孔后可先用 3% 过氧化氢溶液彻底清洗外耳道脓液,再以抗菌药物滴耳剂滴耳。

1.1.2 分泌性中耳炎

【病因】目前儿童分泌性中耳炎的病因及机制并未完全阐明,多认为其与咽鼓管功能障碍有关,如解剖学因素(儿童咽鼓管具有短、平、宽、直的特点等)、阻塞因素(腺样体肥大)、发育异常(腭裂、颅面骨畸形)等;其余因素(如感染、免疫因素)也参与其中。

【临床特点】定义为不伴有急性炎症的中耳积液,临床多表现为听力异常、耳部不适、一过性耳痛等,少数可有平衡障碍等前庭系统症状。

【药物治疗】鉴于分泌性中耳炎为自限性疾病,有较高的自愈率,如无高危因素或者其他症状,尽量避免不必要的医学干预。如伴有鼻部疾病或症状,可根据情况选择鼻用糖皮质激素、黏液促排剂等;如高危因素儿童或病程超过 3个月,可选择行鼓膜置管术。

1.1.3 慢性化脓性中耳炎

【病因】其为细菌感染中耳乳腔黏膜、骨膜、骨质后引起的化脓性炎症反应,和急性化脓性中耳炎的时间界定通常为 6 周。

【临床特点】主要表现为长期间断耳流脓、听力下降,可伴有面瘫、眩晕以及颅内外并发症的症状,可分为慢性胆脂瘤型中耳炎以及慢性非胆脂瘤型中耳炎。

【药物治疗】慢性胆脂瘤型中耳炎主要以手术清理病变为主,

慢性非胆脂瘤型中耳炎可考虑抗感染治疗（同急性中耳炎），如无效则考虑手术清理病变，保留或重建听力。

 1.2 外耳道炎

【病因】外耳道皮肤本身的抵抗力下降或者损伤，微生物进入引起感染，发生急性弥漫性外耳道炎。常见原因如温度高湿度大、耳浸水、外伤以及全身抵抗力下降等可损伤外耳道皮肤；如患者存在全身慢性疾病、抵抗力差，或局部病因长期未治愈，可迁延为慢性外耳道炎。

【临床特点】定义为外耳道皮肤或皮下组织的广泛的感染性炎症。急性弥漫性外耳道炎主要表现为耳痛、耳灼热感，随病程进展疼痛加重，咀嚼或说话时更明显，伴或不伴耳道分泌物，典型体征为耳屏压痛或耳郭牵拉痛，外耳道弥漫性充血、肿胀、潮湿。慢性外耳道炎主要表现为耳痒不适，间有分泌物，伴感染同时具有急性外耳道炎症状。

【药物治疗】儿童外耳道炎主要以预防为主，改变不良的挖耳习惯，耳入水后以正确的方式排出。严重的外耳道炎需全身应用抗生素，耳痛剧烈者可给予止痛药；在尚未获得细菌培养结果时，局部可选择酸化的广谱抗生素滴耳液。

慢性外耳道炎保持局部干洁和通畅，可联合抗生素和糖皮质激素类药物。

1.3　外耳道疖

【病因】发生于外耳道软骨部皮肤的急性局限性化脓性病变，又称局限性外耳道炎。因外耳道骨部无毛囊和腺体，故疖肿只发生于软骨部。细菌感染多以葡萄球菌多见，可单发或多发、复发。

【临床特点】剧烈耳痛为其典型临床表现，查体可见外耳道疖肿表现，压痛触痛明显，后期可化脓出现脓肿破裂、耳道流脓，脓肿破裂后疼痛缓解。

【药物治疗】以抗炎治疗为主。炎症早期可予以全身抗生素治疗，局部涂抹抗生素软膏；如脓肿形成则切开引流，局部换药。

1.4　外耳湿疹

【病因】病因和发病机制目前尚不明确，多认为与变态反应有关，还可能与精神、内分泌、神经功能障碍、代谢障碍、消化不良等因素相关。引起变态反应的因素可为食物、吸入物、接触物等，潮湿和高温常为诱因。

【临床特点】急性湿疹表现为患处奇痒，伴烧灼感，挖耳后流出黄色分泌物，查体患处红肿、散在红斑、粟粒状丘疹、小水泡等，破裂后分泌物流出，或有黄色结痂；亚急性湿疹局部仍有瘙痒，渗液比急性期少，但有结痂和脱屑。

【药物治疗】湿疹的治疗尽可能找出病因，去除过敏原。外用糖皮质激素软膏和润肤剂是治疗的主要手段；口服抗组胺药可控制瘙痒症状，如继发感染可全身和局部加用抗生素。

 1.5 突发性聋

【定义】72 小时内突然发生的、原因不明的感音神经性听力损失，至少在相邻的两个频率听阈下降 ≥ 20 dB。

【分型】突发性聋根据听力损失累及的频率和程度，建议分为高频下降型、低频下降型、平坦下降型和全聋型（含极重度听力损失）。

【药物治疗】

（1）急性期（发病 3 周以内）：糖皮质激素 + 血液流变学

治疗（包括稀释血液浓度、改善血液流动度以及降低纤维蛋白原浓度，具体药物有银杏叶提取物、巴曲酶等）。

（2）局部治疗：可作为补救性治疗，包括鼓室内注射或耳后注射地塞米松或甲泼尼龙琥珀酸钠。

（3）急性期及急性期后可给予营养神经药物（如甲钴胺、神经营养因子等）和抗氧化剂（如硫辛酸、银杏叶提取物等）。

 ## 1.6　耵聍栓塞

【病因】多由于耵聍在外耳道内积聚过多，形成较硬的团块阻塞外耳道，儿童耵聍栓塞部分是由于自己清理耳道将耵聍推入骨性外耳道，某些局部结构异常，如外耳道狭窄也易引起耵聍栓塞。

【临床特点】多无明显症状，堵塞严重时可伴有耳闷、听力下降、耳鸣等。外耳道进水后可使耵聍膨胀，引起耳胀痛，伴感染时则疼痛剧烈。查体可见外耳道内黄色、褐色或黑色团块堵塞。

【药物治疗】一般行外耳道耵聍取出术。如堵塞较重、疼痛、患儿不能配合等，可先局部滴入耵聍软化药物，如碳酸氢钠滴耳液等，用药 3 日以上待耵聍软化后吸取或行外耳道冲洗。

1.7 良性阵发性眩晕

【流行病学】其为引起儿童眩晕和头晕最常见的疾病，其次为前庭性偏头痛和分泌性中耳炎。患病率为 2.6%，高发年龄为 2～4 岁，通常在 2～4 年内自发性缓解。偏头痛家族史阳性者发病率＞50%。

【临床特点】表现为短暂的（持续数秒至数分钟，极少达数十分钟）旋转性眩晕发作，与体位和体位变化无关，常常伴有明显的自主神经症状。有时伴有倾倒，不伴意识丧失，不伴听力下降。

【药物治疗】

（1）对症治疗：急性期发生的恶心、呕吐，可短暂应用前庭功能抑制剂和镇吐药物进行对症治疗，如氟桂利嗪等。

（2）糖皮质激素：具有抗炎、抗过敏和免疫抑制作用，可口服、静脉滴注等，如醋酸泼尼松、地塞米松等。

（3）改善微循环治疗：如银杏叶提取物、倍他司汀、甲钴胺片等。

2

常见鼻疾病及其用药
The Medication of
Common Nose Diseases

2.1 变应性鼻炎

【病因】机体暴露于变应原后主要由 IgE 介导的鼻黏膜非感染性慢性炎性疾病。

【临床特点】典型特征为阵发性喷嚏、清水样涕、鼻痒和鼻塞。可伴有眼部症状，包括眼痒、流泪、眼红和灼热感等，多见于花粉过敏患者。

【药物治疗】

（1）鼻喷药物

1）鼻用糖皮质激素：首选糠酸莫米松、糠酸氟替卡松、丙酸氟替卡松、布地奈德鼻喷剂。按推荐剂量每天喷鼻 1～2 次，疗程不少于 2 周。

2）鼻用第二代抗组胺药：主要有盐酸左卡巴斯汀、盐酸氮卓斯汀。一般每日用药 2 次，疗程不少于 2 周。

（2）口服药物

1）第二代抗组胺药：如氯雷他定、盐酸西替利嗪等。一般每日用药 1 次，疗程不少于 2 周，对花粉过敏的患者，推荐在致敏花粉播散前进行预防性治疗。

2）白三烯受体拮抗剂：如孟鲁司特钠。2～5 岁用 4mg（颗粒剂或咀嚼片），6～14 岁用 5mg（咀嚼片），每日用药

1 次，疗程 4 周以上。

3）不推荐常规使用口服糖皮质激素治疗。

 ## 2.2 鼻窦炎

2.2.1 急性鼻窦炎

【病因】鼻腔和鼻窦黏膜细菌感染后的急性炎症，可继发于病毒性上呼吸道感染或过敏性炎症。

【临床特点】全身表现有畏寒、发热、食欲减退、精神萎靡、嗜睡等，局部表现有鼻塞、流脓涕、头痛、嗅觉下降。若并发中耳炎可有耳痛、听力下降的表现。

【药物治疗】

（1）鼻喷药物

1）鼻用糖皮质激素：可起到抗炎、消除水肿的作用，首选糠酸莫米松、糠酸氟替卡松、丙酸氟替卡松、布地奈德鼻喷剂。按推荐剂量每天喷鼻 1 ~ 2 次，疗程不少于 2 周。

2）鼻用减充血剂：起到收缩鼻腔、通畅引流的作用，主要有盐酸羟甲唑林等。一般每日用药 1 ~ 2 次，疗程一般不超过 1 周。

（2）口服药物

1）**抗生素**：推荐选用口服阿莫西林克拉维酸钾，每日剂量（按阿莫西林计算）30 ~ 45mg/kg，每日 2 次，疗程至少10 ~ 14 日。一线药物耐药者也可选用第二代或第三代头孢菌素，如头孢克洛、头孢呋辛、头孢克肟、头孢地尼等。

2）**第二代抗组胺药**：伴有变应性鼻炎者，也可同时使用第二代抗组胺药，如氯雷他定、盐酸西替利嗪等。一般每日用药 1 次，疗程不少于 2 周。

3）**黏液促排剂**：推荐使用桉柠蒎肠溶软胶囊、欧龙马滴剂等。对于胶囊吞咽困难者，可口服欧龙马滴剂治疗。疗程2 ~ 4 周。

4）**中成药**：可选择性配合使用通窍鼻炎颗粒、鼻渊舒口服液等。

2.2.2　慢性鼻窦炎

【病因】多由细菌感染引起窦口鼻道复合体阻塞，影响鼻窦的通气引流，继而引起鼻窦的炎症。腺样体肥大也是儿童慢性鼻窦炎常见的病因，腺样体肥大可以阻塞鼻腔鼻窦的通气引流，导致局部泌物潴留，从而导致慢性鼻窦炎。

【临床特点】定义为鼻腔和鼻窦的慢性炎症，鼻部症状持续超过 12 周，根据临床表现分为两类：慢性鼻窦炎（不伴鼻息肉）和慢性鼻窦炎（伴有鼻息肉）。主要症状包括鼻塞、流脓涕，伴随症状包括头痛、嗅觉下降等，若并发分泌性中耳炎可有耳闷、听力下降的表现，儿童可伴有行为改变，表现为注意力下降、成绩下降、易烦躁等。

【药物治疗】

（1）鼻喷药物

1）鼻用糖皮质激素：可起到抗炎、消除水肿的作用，按推荐剂量每日喷鼻 1～2 次，疗程不少于 2 周，首选糠酸莫米松、糠酸氟替卡松、丙酸氟替卡松、布地奈德鼻喷剂。

2）鼻用减充血剂：不推荐常规使用。

（2）口服药物

1）抗生素：不推荐常规使用抗生素，若急性发作，可使用抗生素口服治疗，治疗药物同急性鼻窦炎。

2）第二代抗组胺药：伴有变应性鼻炎者，也可同时使用第二代抗组胺药，如氯雷他定、盐酸西替利嗪等，一般每日用药 1 次，疗程不少于 2 周。

3）黏液促排剂：推荐使用欧龙马滴剂、桉柠蒎肠溶软胶囊等。对于胶囊吞咽困难者，可口服欧龙马滴剂治疗，疗程 2～4 周。

4）中成药：可选择性使用通窍鼻炎颗粒、鼻渊舒口服液等。

2.3 鼻出血

【病因】儿童鼻出血的局部因素包括鼻腔干燥挖鼻、鼻腔异物继发感染或变应性鼻炎导致的黏膜糜烂，一些良性肿瘤（如鼻咽纤维血管瘤）或少见的恶性肿瘤也可造成鼻腔出血。全身因素包括急性发热性传染病、血液病、维生素K缺乏等。

【临床特点】儿童的出血部位多为鼻中隔Little区。当出血量大时，可向后流至后鼻孔再经对侧鼻腔流出，或经口腔吐出或咽下。

【药物治疗】

（1）局部用药

1）鼻用减充血剂：主要有盐酸羟甲唑啉鼻喷剂等，起到收缩鼻腔的作用。一般每日用药1~2次，疗程一般不超过1周。

2）鼻用糖皮质激素：可起到抗炎的作用，首选糠酸莫米松、糠酸氟替卡松、丙酸氟替卡松、布地奈德鼻喷剂。按推荐剂量每日喷鼻1~2次，疗程不少于2周。

（2）口服药物

第二代抗组胺药：伴有变应性鼻炎者，可同时使用第二代抗组胺药，如氯雷他定、盐酸西替利嗪等，一般每日用药 1 次，疗程不少于 2 周。

2.4 鼻疖

【病因】其为鼻腔前半部皮肤的毛囊、皮脂腺或汗腺局限性的急性化脓性炎症，致病菌多为金黄色葡萄球菌。

【临床特点】多位于外鼻，表现为鼻部疖肿，起病初期可仅表现为毛囊周围红肿，其后逐渐膨隆，甚至表面可见白色脓头，疖肿及周围触痛明显。由于鼻疖位于鼻部危险三角区内，面部的静脉没有静脉瓣膜，三角区的静脉血可通过内眦静脉、眼静脉汇入颅内海绵窦。若挤压疖肿，使细菌、脓栓循血流逆向流动直入海绵窦，可引发严重的颅内并发症——海绵窦栓塞性静脉炎，临床上表现为高热、寒战、剧烈头痛、患侧眼睑及结膜水肿、眼球突出固定甚至失明，如不及时治疗可累及对侧，严重者可危及生命。

【药物治疗】

疖肿初期，可采用局部抗生素涂抹治疗，若疖肿范围较大，或出现全身发热等症状，需口服或静点抗生素治疗，若脓肿形成，需进行外科切开引流。切勿自行挤压，以免引起颅内并发症。

（1）局部用药：局部用的抗生素药膏主要有莫匹罗星软膏、红霉素软膏等，起到局部抗感染的作用，一般每日用药2次，连续使用1周，若单纯局部用药效果不佳，需及时全身用药或外科切开引流。

（2）全身用药：可使用广谱抗菌药口服或静脉滴注，如第二代头孢菌素、第三代头孢菌素等，优先使用可通过血－脑屏障的头孢曲松，若对头孢曲松过敏，可使用克林霉素或美罗培南静脉滴注治疗，治疗需足量足疗程。

 2.5　鼻血管瘤

【病因】其为脉管组织良性肿瘤之一，鼻及鼻窦为好发部位。鼻血管瘤可分为毛细血管瘤和海绵状血管瘤，前者约占80%，好发生于鼻中隔。病因不明，可能与胚胎性组织残余或外伤、干燥等刺激有关。小婴儿外鼻的血管瘤多为海绵状血管瘤。

【临床特点】多表现为反复鼻出血，每次出血量不等，出血多者可有继发性贫血，严重者可致休克，如肿瘤较大可压迫使鼻中隔偏向对侧，进而有两侧鼻塞。继发感染者鼻腔有臭味。肿瘤向后突入鼻咽部可导致咽鼓管阻塞，出现耳鸣、听力下降。鼻窦海绵状血管瘤较大者，可压迫窦壁，窦腔扩大，骨壁受压、吸收、变薄，甚至破坏。肿瘤向外扩展，可发生面部畸形、眼球突出、眼球移位、视力减退、复视、头痛等。

【**药物治疗**】鼻腔或鼻窦血管瘤一般需手术切除或介入治疗。小婴儿的外鼻血管瘤可使用普萘洛尔口服治疗，一般从每日 0.5mg/kg，一日 2 次，逐渐增加到每日 2mg/kg，每日最大量不超过 20mg。一般治疗周期需 6～9 个月。

3

常见咽喉疾病及其用药
The Medication of
Common Throat Diseases

3.1　咽炎

【病因】其为微生物感染咽部后，咽部黏膜、黏膜下及淋巴组织发生的非特异性炎症。

【临床特点】可分为急性咽炎和慢性咽炎。急性咽炎患者表现为咽部干燥、咽痛、吞咽不适，可伴有头痛、发热等全身症状。慢性咽炎患者咽部干燥、发痒、异物感，以局部症状为主，一般无明显全身症状。

【药物治疗】

（1）局部治疗：可采用含漱剂（如复方硼砂溶液、2% 硼酸溶液）含漱，保持口腔、口咽清洁。也可局部涂抹，如复方碘甘油收敛消炎。超声雾化也有助于减轻症状。

（2）全身使用抗感染药物：不推荐常规使用抗病毒类药物，如更昔洛韦等。如病原学检查明确伴有细菌感染，可使用抗生素如青霉素及头孢类药物。

 ## 3.2　扁桃体炎

【病因】由于细菌感染导致的扁桃体炎症，致病菌多见于链球菌及葡萄球菌。也可以是继发于某些急性传染病如猩红热、白喉、流感、麻疹等。

【临床特点】急性期全身症状明显，起病急，畏寒，可有高热、呕吐抽搐等症状，局部症状咽痛明显，吞咽时加重，扁桃体充血肿大。慢性期发作时反复咽痛，感冒时加重，扁桃体充血肿大，可有口臭。

【药物治疗】

（1）局部用药：含漱法。如可用淡盐水漱口，于饭后、睡前漱口，每次 5min 左右。

（2）全身用药：对于急性期，建议口服或静脉滴注抗生素治疗，一线抗生素为青霉素，若治疗 2 ~ 3 日无好转，需更换抗生素，二线抗生素包括头孢呋辛、头孢克洛、头孢曲松、头孢地尼等，用药周期建议 10 ~ 14 日。慢性扁桃体炎不推荐常规使用抗生素。

 3.3　急性喉炎

【病因】主要为病毒或细菌感染等所致。

【临床特点】定义为喉黏膜以充血肿胀为主要表现的急性炎症。主要表现为发热、犬吠样咳嗽、声音嘶哑、吸气性喉鸣及呼吸困难。个别患儿病情进展速度快、病情危重，本病好发于 6 月龄～3 岁的儿童，多在冬、春季发病。

【药物治疗】治疗的关键是解除喉梗阻。

（1）首选雾化吸入治疗：如布地奈德混悬液雾化吸入，一日 2 次，若病情加重，可临时加用。

（2）继发细菌感染者需要联合应用抗菌药物：如头孢克洛、头孢地尼。

（3）糖皮质激素类药物：对于喉梗阻明显或病情快速进展的患儿，可口服或静点糖皮质激素治疗，如口服醋酸泼尼松，每日 1～2mg/kg，地塞米松肌内注射或静脉注射。

 # 3.4　声带小结

【病因】主要由于长期用声过度或用声过多造成，引起慢性喉炎的各种病因也可引起声带小结。

【临床特点】早期为发声易疲劳和间歇性声嘶。病情发展后，声嘶可进展为持续性。

【药物治疗】

（1）声带休息、发声训练：因本病具有高度自愈性，儿童一般不推荐使用手术治疗。

（2）**雾化治疗**：对于急性加重期，可给予布地奈德混悬液雾化吸入治疗。

（3）**中成药**：可酌情使用中成药，如金嗓散结丸等。

 ## 3.5　腺样体肥大

【**病因**】急慢性鼻炎、扁桃体炎、流行性感冒、变应性鼻炎等反复发作，使腺样体发生病理性增生。

【**临床特点**】因儿童鼻咽腔狭小，腺样体肥大可引起多种症状，如听力下降、鼻塞流涕以及夜间阵发性咳嗽等呼吸道症状。腺样体肥大所致的张口呼吸，还可导致腺样体面容等临床表现。如果造成长期夜间血氧下降也会影响儿童的生长发育。

【**药物治疗**】

（1）**鼻用糖皮质激素**：首选糠酸莫米松鼻喷剂，按推荐剂量每日喷鼻 1 次，疗程 6 周。

（2）**白三烯受体拮抗剂药**：如孟鲁司特钠，2～5 岁使用4mg（颗粒剂或咀嚼片），6～14 岁使用 5mg（咀嚼片）。每日用药 1 次，疗程建议 3 个月。

3.6　咽喉反流

【病因】由于胃内容物反流到咽部，刺激损伤咽部黏膜并引起相应症状。

【临床特点】临床表现多样，有些可伴有典型胃食管反流症状，如呕吐、胸骨后烧灼感、吞咽困难等，单纯表现在咽部可为咽部异物感、声嘶、发音困难、慢性咳嗽等。

【药物治疗】

（1）质子泵抑制剂治疗：如奥美拉唑、兰索拉唑等。治疗周期一般为 4 ~ 8 周。

（2）促胃肠动力药：如多潘立酮、莫沙必利等。

（3）H_2 受体阻滞剂：如雷尼替丁。

耳鼻咽喉
儿童常用药

Commonly Used Drugs of
Otorhinolaryngology for Children

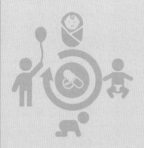

1 抗感染药
Anti-infective Drugs

1.1 β-内酰胺类

1.1.1 青霉素类

青霉素
Benzylpenicillin

【适应证】以下感染的首选药物：溶血性链球菌感染，如咽炎、扁桃体炎、猩红热、丹毒、蜂窝织炎等；肺炎链球菌感染，如肺炎、中耳炎等。由于肺炎链球菌对青霉素的敏感性降低，不再作为肺炎链球菌脑膜炎的首选药物。

【注意事项】

① 用药前必须先做青霉素皮肤试验，皮试阴性者方可使用。

② 肾功能不全和心功能不全者慎用，使用时应定期检测电解质。存在肾功能不全的患儿大剂量应用可致神经毒性。

③ 新生儿和婴儿首选静脉给药。当剂量超过 1.2g（200 万 U）时必须静脉给药。

④ 青霉素 G 与许多药物（包括氨基糖苷类药物）物理性

质不同，应单独静脉输注。

⑤ 母亲用药时母乳中含量极微，对婴儿无害，但是需警惕婴儿发生过敏反应。

⑥ 避免快速大剂量静脉给药，以免产生神经毒性反应。

【禁忌证】有青霉素类药物过敏史或青霉素皮肤试验阳性者。禁止鞘内注射。

【不良反应】

① 过敏反应：较常见，包括荨麻疹等各类皮疹、白细胞减少、间质性肾炎、哮喘发作和血清病型反应，过敏性休克偶见。

② 毒性反应：少见，大剂量使用或用于肾功能不全的患儿时，可发生神经毒性反应（如青霉素脑病）。

③ 赫氏反应：在治疗梅毒和钩端螺旋体病等时可因病原体大量死亡，释放大量异性蛋白引起发热、寒战、头痛、低血压和皮疹反应。

【用法与用量】肌内注射或者静脉滴注给药，新生儿和婴儿以及重症感染推荐静脉给药。肌内注射用灭菌注射用水溶解，不应以氯化钠注射液为溶剂。静脉滴注时溶于 0.9% 氯化钠注射液，滴注时间 15 ~ 30min 以上。

① 敏感菌所致轻中度感染（包括咽炎、中耳炎、肺炎、蜂窝织炎等）：早产儿和出生 7 日以内的新生儿，每次 5 万 U/kg，每 12 小时给药 1 次；出生 7 ~ 28 日的新生儿，每次 5 万 U/kg，每 8 小时给药 1 次；1 月龄 ~ 12 岁，肌

内注射时每次 2.5 万 U/kg、每 12 小时 1 次,静脉滴注时每日 5 万 ~ 20 万 U/kg,分 2 ~ 4 次给药。重症感染剂量加倍。

② 脑膜炎球菌感染:通过静脉滴注给药。早产儿和出生 7 日以内的新生儿,每次 10 万 U/kg,每 12 小时给药 1 次;出生 7 ~ 28 日的新生儿,每次 10 万 U/kg,每 8 小时给药 1 次;12 岁以下的儿童(新生儿除外),每次 8 万 ~ 10 万 U/kg(最大剂量每 4 小时 400 万 U),每 4 ~ 6 小时给药 1 次。

③ 在肾功能不全时的注意事项:轻、中度肾功能不全者使用常规剂量不需减量,重度肾功能不全者应延长给药间期或调整剂量。肌酐清除率为 10 ~ 50mL/min,给药间期延长至 8 ~ 12 小时或给药间期不变、剂量减少 25%;肌酐清除率<10mL/min,给药间期延长至 12 ~ 18 小时或每次剂量减至正常剂量的 25% ~ 50% 而给药间期不变。重度肾功能不全时,一日最大剂量不超过 1 000 万 U。

【制剂与规格】

① 注射用青霉素钠:0.12g(20 万 U);0.24g(40 万 U);0.48g(80 万 U);0.6g(100 万 U);0.96g(160 万 U);2.4g(400 万 U)。

② 注射用青霉素钾:0.125g(20 万 U);0.25g(40 万 U);0.5g(80 万 U);0.625g(100 万 U)。

氨苄西林
Ampicillin

【适应证】敏感菌所致的呼吸道感染、胃肠道感染、泌尿生殖道感染、软组织感染、牙周炎、心内膜炎、脑膜炎、败血症、骨髓炎等。

【注意事项】

① 应用前需详细询问药物过敏史并进行青霉素皮肤试验。

② 传染性单核细胞增多症、巨细胞病毒感染、淋巴细胞白血病、淋巴瘤患者伴细菌感染应用本品时易发生皮疹，宜避免使用。

③ 重度肾功能不全者，肌酐清除率<10mL/min，需减少剂量或给药次数。

④ 禁止鞘内注射。

【禁忌证】有青霉素类药物过敏史或青霉素皮肤试验阳性者。

【不良反应】不良反应参见青霉素，以过敏反应较为常见。

① 皮疹是最常见的反应，多发生于用药后 5 日，呈荨麻疹或斑丘疹。

② 亦可发生间质性肾炎。

③ 少数患者出现 ALT 及 AST 升高。

④ 少见抗菌药物相关性肠炎。

⑤ 大剂量静脉给药可发生抽搐等神经系统毒性反应。

⑥ 过敏性休克偶见。

⑦ 偶见中性粒细胞和血小板减少。

⑧ 婴儿应用后可出现颅内压增高，表现为前囟隆起。

【用法与用量】口服，至少饭前 30min 服用。静脉滴注或肌内注射，静脉滴注浓度 50 ~ 100mg/mL，溶于 0.45% 或者 0.9% 氯化钠注射液。当剂量超过 50mg/kg 时，静脉滴注时间应在 30min 以上，以避免神经毒性反应，包括惊厥。

① 敏感菌所致的感染（包括尿路感染、中耳炎、鼻窦炎、口腔感染、流感嗜血杆菌感染等）

 a. 口服：出生 7 日以内的新生儿，每次 30mg/kg（最大剂量 62.5mg），每日 2 次；出生 7 ~ 20 日的新生儿，每次 30mg/kg（最大剂量 62.5mg），每日 3 次；21 ~ 28 日的新生儿，每次 30mg/kg（最大剂量 62.5mg），每日 4 次；1 月龄以上不满 1 岁的儿童：每次 62.5mg，每日 4 次；1 ~ 5 岁的儿童，每次 125mg，每日 4 次；6 ~ 11 岁的儿童，每次 250mg，每日 4 次；12 ~ 18 岁的儿童，每次 500mg，每日 4 次。重症感染剂量加倍。

 b. 肌内注射：1 月龄以上的儿童，每次 12.5 ~ 25mg/kg（最大剂量 500mg），每 6 小时 1 次。

 c. 静脉滴注：出生 7 日以内的新生儿，每次 12.5 ~ 25mg/kg，每 12 小时 1 次；出生 7 ~ 21 日的新生儿，每次 12.5 ~ 25mg/kg，每 8 小时 1 次；出生 22 ~ 28

日的新生儿，每次 12.5 ~ 25mg/kg，每 6 小时 1 次；1
月龄以上的儿童，每次 25mg/kg（最大剂量 1g），每 6
小时 1 次。严重感染时剂量加倍。

② 无并发症的社区获得性肺炎

a. 口服：1 月龄以上不满 1 岁的儿童，每次 125mg，每
日 4 次；1 ~ 5 岁的儿童，每次 250mg，每日 4 次；5
岁以上的儿童，每次 500mg，每日 4 次。

b. 静脉滴注：出生 7 日以内的新生儿，每次 50mg/
kg，每 12 小时 1 次；出生 7 ~ 21 日的新生儿，每次
50mg/kg，每 8 小时 1 次；出生 22 ~ 28 日的新生儿，
每次 50mg/kg，每 6 小时 1 次；1 月龄以上的儿童，每
次 50mg/kg（最大剂量 1g），每 6 小时 1 次。

③ 李斯特菌脑膜炎、B 组链球菌感染、肠球菌心内膜炎
（联合其他抗菌药物）：静脉滴注。出生 7 日以内的新生
儿，每次 50mg/kg，每 12 小时 1 次；出生 7 ~ 21 日的
新生儿，每次 50mg/kg，每 8 小时 1 次；出生 22 ~ 28
日的新生儿，每次 50mg/kg，每 6 小时 1 次；1 月龄以上
的儿童，每次 50mg/kg（最大剂量 2g，每 4 小时 1 次），
每 4 ~ 6 小时 1 次。脑膜炎时剂量加倍。

【制剂与规格】

① 氨苄西林钠胶囊：0.125g；0.25g；0.5g。

② 注射用氨苄西林钠：0.5g；1.0g；2.0g。

③ 氨苄西林干混悬剂：0.1g。

阿莫西林
Amoxicillin

【适应证】敏感菌（不产 β - 内酰胺酶菌株）所致的下列感染：尿路感染、上呼吸道感染、支气管炎、肺炎、中耳炎、口腔感染等。

【注意事项】

① 大剂量静脉给药时需充分水化。

② 肾功能不全时皮疹更常见，轻、中度肾功能不全时有发生结晶尿的危险（尤其是肠道外给药），重度肾功能不全应减少剂量。

③ 母亲服药后乳汁中可分泌少量阿莫西林，可能导致婴儿过敏。

④ 余同氨苄西林。

【禁忌证】青霉素过敏及青霉素皮肤试验阳性者。禁忌鞘内注射。

【不良反应】同氨苄西林。

【用法与用量】用法为口服、肌内注射和静脉滴注。可空腹或餐后口服给药。肌内注射用利多卡因稀释可减轻注射局部疼痛。静脉滴注液的浓度为 50 ~ 100mg/mL，溶于 0.9% 氯化钠注射液，当剂量超过 50mg/kg 时，静脉滴注时间 30min 以上，以避免神经毒性。

① 敏感菌所致的感染包括尿路感染、中耳炎、鼻窦炎、流感嗜血杆菌感染。

a. 口服：出生 7 日以内的新生儿，每次 30mg/kg（最大剂量 62.5mg），每日 2 次；出生 7 ~ 28 日的新生儿，每次 30mg/kg（最大剂量 62.5mg），每日 3 次；1 月龄 ~ 1 岁的儿童，每次 62.5mg，每日 3 次；1 ~ 5 岁的儿童，每次 125mg，每日 3 次；6 ~ 11 岁的儿童，每次 250mg，每日 3 次；12 ~ 18 岁的儿童，每日 500mg，分 3 次。重症感染剂量加倍。

b. 肌内注射：1 月龄 ~ 18 岁，每次 30mg/kg（最大剂量 500mg），每 8 小时 1 次。

c. 静脉滴注：出生 7 日以内的新生儿，每次 30mg/kg，每 12 小时 1 次；出生 7 ~ 28 日的新生儿，每次 30mg/kg，每 8 小时 1 次；1 月龄以上的儿童 20 ~ 30mg/kg（最大剂量 500mg），每 8 小时 1 次。严重感染时剂量加倍。

② 无并发症的社区获得性肺炎。

a. 口服：1 岁以下（新生儿除外），每次 125mg，每日 4 次；1 ~ 5 岁的儿童，每次 250mg，每日 4 次；6 ~ 18 岁的儿童，每次 500mg，每日 4 次。

b. 静脉滴注：出生 7 日以内的新生儿，每次 50mg/kg，每 12 小时 1 次；出生 7 ~ 28 日的新生儿，每次 50mg/kg，每 8 小时 1 次；1 月龄以上的儿童，每次

30mg/kg（最大剂量 4g），每 6 小时 1 次。

③ 李斯特菌脑膜炎、B 组链球菌感染、肠球菌心内膜炎（联合其他抗菌药），静脉滴注。出生 7 日以内的新生儿，每次 50mg/kg，每 12 小时 1 次；出生 7～21 日的新生儿，每次 50mg/kg，每 8 小时 1 次；出生 22～28 日的新生儿，每次 50mg/kg，每 6 小时 1 次；1 月龄以上的儿童，每次 50mg/kg（最大剂量 2g），每 4～6 小时 1 次。治疗脑膜炎时剂量加倍。

【制剂与规格】

① 阿莫西林片：0.125g；0.25g。

② 阿莫西林分散片：0.125g；0.25g；0.5g。

③ 阿莫西林胶囊：0.125g；0.25g；0.5g。

④ 阿莫西林干混悬剂：0.125g；0.25g；1.25g；1.5g；2.5g。

⑤ 阿莫西林颗粒剂：125mg（0.5g）。

⑥ 注射用阿莫西林钠：0.5g；1.0g；2.0g。

⑦ 注射用阿莫西林舒巴坦钠：0.75g（含阿莫西林 0.5g，舒巴坦 0.25g）；1.5g（含阿莫西林 1g，舒巴坦 0.5g）。

⑧ 阿莫西林舒巴坦匹酯片：0.5g（含阿莫西林 0.25g，舒巴坦 0.25g）。口服：9 月龄以上不满 2 岁的儿童，每次 0.125g，每日 3 次；2～5 岁的儿童，每次 0.25g，每日 3 次；6～11 岁的儿童，每次 0.5g，每日 3 次；12 岁以上的儿童，每次 0.5～1.0g，每日 3 次。

阿莫西林克拉维酸
Amoxicillin and Clavulanate

【适应证】主要用于治疗产 β - 内酰胺酶的敏感菌所致的感染，包括：呼吸道感染、中耳炎、泌尿生殖道感染、腹部感染、蜂窝织炎、动物咬伤、重度牙周炎、骨髓炎以及预防外科手术后感染。

【注意事项】

① 应用前需详细询问药物过敏史并进行青霉素皮肤试验。

② 传染性单核细胞增多症、巨细胞病毒感染、淋巴细胞白血病、淋巴瘤患者应用本品时易发生皮疹，应避免使用。

③ 大剂量尤其是静脉给药时需充分水化。

④ 本品较阿莫西林更易诱发胆汁淤积性黄疸，在治疗过程中或治疗后几周出现，儿童相对少见，黄疸可持续5 ~ 6 周，多为自限性。疗程通常不宜超过 14 日。

⑤ 肾功能不全时剂量应减少，大剂量可致结晶尿。口服用药时，肌酐清除率为 10 ~ 30mL/min，每 12 小时正常剂量给药；肌酐清除率<10mL/min，每 12 小时正常半量给药。静脉用药时，肌酐清除率为 10 ~ 30mL/min，首剂用正常剂量，然后每 12 小时正常半量给药；肌酐清除率<10mL/min，首剂用正常剂量，然后每 24 小时正常半量给药。

⑥ 血液透析可影响本品中阿莫西林的血药浓度，因此在

血液透析结束时应加用本品 1 次。

⑦ 克拉维酸在脑脊液和脑组织中分布浓度甚微，不宜用于治疗脑膜炎。

⑧ 长期或大剂量使用，应定期检查肝、肾、造血系统功能和检测血清钾或钠。

【禁忌证】青霉素过敏及青霉素皮肤试验阳性者。既往因青霉素或者本品引起的黄疸或肝功能不全者。传染性单核细胞增多症者。

【不良反应】同阿莫西林。

【用法与用量】

① 口服、静脉注射或静脉滴注。静脉滴注以 0.9% 氯化钠注射液或注射用水稀释至浓度 10mg/mL，配制后 4 小时内输入，滴注时间为 30 ～ 40min。

② 用量

a. 口服（以阿莫西林剂量计算）：1 岁以下的儿童，每日 20mg/kg，分 3 次口服；1 ～ 5 岁的儿童，每次 125mg，每 8 小时 1 次；6 ～ 11 岁的儿童，每次 250mg，每 8 小时 1 次；12 岁以上的儿童，每次 250mg，每 8 小时 1 次。重症感染剂量加倍。

b. 静脉注射或静脉滴注（注射时间大于 3 ～ 4min）：出生 7 日以内的新生儿或早产儿，每次 30mg/kg，每 12 小时 1 次；出生 7 ～ 28 日的新生儿，每次 30mg/kg，每 8 小时 1 次；3 月龄以下的儿童（新生儿除外）：每次 30mg/kg，每 8 小时 1 次；3 月龄～11 岁的儿童：每次 30mg/kg，每 8 小时 1 次，严重感染时每 6 小时 1 次；12 岁以上的儿童：每次 1.2g，每 8 小时 1 次，严重感染时每 6 小时 1 次。

【制剂与规格】

① 阿莫西林克拉维酸钾（7：1）分散片：228.5mg（内含阿莫西林 200mg，克拉维酸钾 28.5mg）。

② 阿莫西林克拉维酸钾混悬液：0.228g（5mL，内含阿莫西林 0.20g，克拉维酸钾 0.028g）。

③ 阿莫西林克拉维酸钾干混悬剂：457mg（5mL）；156.25mg（1.0g，内含阿莫西林 125mg，克拉维酸钾 31.25mg）；228.5mg（1.5g，内含阿莫西林 200mg，克拉维酸钾 28.5mg）；312.5mg（2g，内含阿莫西林 250mg，克拉维酸钾 62.5mg）；312.5mg（3g，内含阿莫西林 250mg，克拉维酸钾 62.5mg）；156.25mg（内含阿莫西林 125mg，克拉维酸钾 31.25mg）；457mg（内含阿莫西林 400mg，克拉维酸钾 57mg）；642.9mg（内含阿莫西林 600mg，克拉维酸钾 42.9mg）。

④ 阿莫西林克拉维酸钾颗粒剂：156.25mg（内含阿莫西林 125mg，克拉维酸 31.25mg）；0.375g（2g，内含阿莫西林 0.25g，克拉维酸钾 0.125g）。

⑤ 注射用阿莫西林钠克拉维酸钾：0.6g（内含阿莫西林钠 0.5g，克拉维酸钾 0.1g）；1.2g（内含阿莫西林钠 1.0g，克拉维酸钾 0.2g）。

1.1.2　头孢菌素类

头孢唑林
Cefazolin

【适应证】敏感菌所致的支气管炎、肺炎等呼吸道感染，中耳炎、尿路感染、皮肤软组织感染、骨和关节感染、败血症、感染性心内膜炎、肝胆系统感染及眼部、耳鼻咽喉部感染等。可用于治疗甲氧西林敏感的金黄色葡萄球菌感染。外科手术前的预防用药。

【注意事项】

① 交叉过敏反应：患者对一种头孢菌素或头霉素过敏者也可能对本品过敏，对青霉素类、青霉素衍生物或青霉胺过敏者也可能对本品过敏。

② 对诊断的干扰

a. 约 1% 用药患者可出现直接和间接 Coombs 试验阳性。

b. 尿糖假阳性反应（硫酸铜法）。

c. 可使血清 AST 及 ALT、碱性磷酸酶和血尿素氮升高。如采用 Jaffe 反应进行血清和尿肌酐值测定时可有假性增高。

③ 有胃肠道疾病史者，特别是溃疡性结肠炎、局限性

肠炎或抗菌药物相关性结肠炎（头孢菌素类很少产生抗菌药物相关性肠炎）者和肾功能不全者应慎用头孢菌素。

④ 对肾功能不全者应在减少剂量情况下谨慎使用。

⑤ 早产儿及新生儿不推荐应用本品。

【禁忌证】对头孢菌素过敏者。有青霉素过敏性休克或即刻反应者。

【不良反应】

① 静脉注射可发生血栓性静脉炎，肌内注射可产生局部疼痛。

② 药疹和嗜酸性粒细胞增高少见，偶有药物热。

③ 个别可出现暂时性 AST、ALT 及碱性磷酸酶升高。

【用法与用量】

① 静脉缓慢注射、静脉滴注或深部肌内注射。

　a. 肌内注射，临用前加灭菌注射用水或 0.9% 氯化钠注射液溶解后使用，为避免注射引起的疼痛，可用 0.2% 利多卡因溶解后注射。

　b. 静脉注射，临用前加适量注射用水完全溶解后于静脉缓慢注射，注射用时控制在 3 ～ 5min。

　c. 静脉滴注，加适量注射用水溶解后，再加入 0.9% 氯化钠或 5% 葡萄糖注射液 100 mL 稀释后静脉滴注。

② 用量

　　a. 儿童常用剂量：每日 50～100mg/kg，分 2～3 次静脉缓慢注射、静脉滴注或肌内注射。

　　b. 肾功能不全者应用时，先给予 12.5mg/kg，继而按其肌酐清除率调节维持量。肌酐清除率为 70mL/min 时，可按正常剂量给予；肌酐清除率为 40～70mL/min 时，每 12 小时 12.5～30mg/kg；肌酐清除率为 20～40mL/min 时，每 12 小时 3.1～12.5mg/kg；肌酐清除率为 5～20mL/min 时，每 24 小时 2.5～10mg/kg。

　　c. 用于预防外科手术后感染时，一般为术前 0.5～1 小时麻醉诱导期肌内注射或静脉给药 25mg/kg（最大剂量 1g），手术时间超过 3 小时者术中可再加用一剂；如果需要，在术后 24 小时用药预防感染，每次 25mg/kg，每 6～8 小时 1 次。

【制剂与规格】注射用头孢唑林钠：0.5g；1.0g；1.5g；2.0g。

头孢氨苄
Cefalexin

【适应证】敏感菌株引起的轻、中度感染，包括扁桃体炎、扁桃体周围炎、咽喉炎、支气管炎和肺炎，急性及慢性肾盂肾炎、膀胱炎、前列腺炎及泌尿生殖系感染，中耳炎、外耳炎、鼻窦炎，皮肤软组织感染等。

【注意事项】

① 对青霉素类药物过敏及过敏体质者慎用。

② 有胃肠道疾病史的患者，尤其有溃疡性结肠炎、局限性肠炎或抗菌药物相关性结肠炎者以及肾功能减退者应慎用。

③ 对诊断的干扰：可出现直接 Coombs 试验阳性反应和尿糖假阳性反应（硫酸铜法）；少数患者的碱性磷酸酶、ALT 和 AST 可升高。

④ 肾功能减退患者应用须减量。

【禁忌证】对头孢菌素过敏者及有青霉素过敏性休克或即刻反应史者。

【不良反应】

① 恶心、呕吐、腹泻和腹部不适较为多见。

② 皮疹、药物热等过敏反应。

③ 头晕、复视、耳鸣、抽搐等神经系统反应。

④ 应用期间偶可出现肾功能不全、AST 及 ALT 升高。

⑤ 溶血性贫血罕见，中性粒细胞减少也有报道。

【用法与用量】口服给药。

① 敏感菌所致的感染。出生 7 日以内的新生儿，每日 25mg/kg（最大剂量 125mg），分 2 次；出生 7 ～ 20 日的新生儿，每日 25mg/kg（最大剂量 125mg），分 3 次；出生 21 ～ 28 日的新生儿，每日 25mg/kg（最大剂量 125mg），分 4 次；1 岁以下的儿童（新生儿除

外），每次 125mg，每日 2 次；1 ~ 5 岁的儿童，每次 125mg，每日 3 次；6 ~ 11 岁的儿童，每次 250mg，每日 2 次；12 岁以上的儿童，每次 500mg，每日 2 ~ 3 次，严重感染时可加大剂量，每次 1 ~ 1.5g，每日 3 ~ 4 次。

② 预防反复发作的尿路感染。1 月龄 ~ 12 岁的儿童，每次 12.5mg/kg，每晚口服 1 次。头孢氨苄缓释胶囊用于 20kg 以下的儿童，一般 40 ~ 60mg/kg，分 2 次给药。20kg 以上的儿童用法用量同成人。

【制剂与规格】

① 头孢氨苄胶囊：0.125g；0.25g。

② 头孢氨苄干混悬剂：1.5g；0.5g。

③ 头孢氨苄片：0.125g；0.25g。

④ 头孢氨苄颗粒：50mg；125mg。

⑤ 头孢氨苄缓释胶囊：0.25g。

⑥ 头孢氨苄泡腾片：0.125g。

头孢呋辛酯
Cefuroxime Axetil

【适应证】敏感菌株所致的轻症感染，包括急性咽炎或扁桃体炎、急性中耳炎、上颌窦炎、支气管炎、单纯性尿路感染、皮肤软组织感染及单纯性淋菌性尿道炎。

【注意事项】

① 应于餐后服用，以增加吸收，提高血药浓度，并减少胃肠道反应。

② 片剂、胶囊剂不宜压碎后使用，应整片吞服。

【禁忌证】对本品及其他头孢菌素类过敏者、有青霉素过敏性休克或即刻反应史者及胃肠道吸收障碍者。

【不良反应】

① 常见腹泻、恶心和呕吐等胃肠道反应。

② 少见皮疹、药物热等过敏反应。

③ 偶见抗菌药物相关性肠炎、嗜酸粒细胞增多、血胆红素升高、血红蛋白降低、肾功能改变、Coombs 试验阳性和短暂性转氨酶升高。

【用法与用量】口服：3 月龄～1 岁的儿童，每次 10mg/kg（最大剂量 125mg），每日 2 次；2～11 岁的儿童，每次 15mg/kg（最大剂量 250mg），每日 2 次；12～18 岁的儿童，每次 250mg，每日 2 次。重症下呼吸道感染，剂量加倍。下尿路感染，剂量减半，每次 125mg，每日 2 次。肌酐清除率＞30mL/min，无需调整剂量；肌酐清除率为 10～30mL/min，每 24 小时给药 1 次；肌酐清除率＜10mL/min（未进行血液透析），每 48 小时给药 1 次；进行血液透析者，每次透析结束后补给药 1 次。

【制剂与规格】

① 头孢呋辛酯片：0.125g；0.25g。

② 头孢呋辛酯分散片：0.125g。

③ 头孢呋辛酯干混悬剂：125mg（5mL）；250mg（5mL）。

④ 头孢呋辛酯胶囊：0.125g。

头孢克洛
Cefaclor

【适应证】敏感菌所致轻症感染，包括呼吸系统、泌尿系统、耳鼻咽喉部、皮肤及软组织等部位的感染。

【注意事项】

① 使用前询问患者是否对其他头孢菌素类、青霉素类过敏。

② 严重肾功能不全患者，应进行仔细的临床和实验室监测。

③ 用头孢菌素类抗菌药物治疗期间，直接 Coombs 试验可呈阳性。

【禁忌证】对头孢菌素类过敏者。

【不良反应】本品不良反应较少，常见者为软便、腹泻、胃部不适、食欲缺乏等胃肠道反应，偶有皮疹、瘙痒等过敏反应。

【用法与用量】口服：1 月龄～ 12 岁的儿童，每日 20mg/kg，分 3 次，重症感染剂量加倍，最大剂量每日 1g。或 1 月龄以上、不满 1 岁的儿童，每次 62.5mg，每日 3 次，严重感染剂量加倍；1 ~ 5 岁的儿童，每次 125mg，每日 3 次，严重感染剂量加倍；6 ~ 11 岁的儿童，每次 250mg，每日 3 次，严重感染剂量加倍。12 ~ 18 岁的儿童，每次 250mg，每日 3 次，严重感染剂量加倍，最大剂量每日 4g。

缓释制剂：体重为 20kg 以上儿童的用法用量同成人。

【制剂与规格】

① 头孢克洛片：0.25g。

② 头孢克洛分散片：0.125g；0.25g。

③ 头孢克洛胶囊：0.125g；0.25g。

④ 头孢克洛缓释片：0.375g。

⑤ 头孢克洛缓释胶囊：0.187 5g。

⑥ 头孢克洛颗粒：0.1g；0.125g；0.25g。

⑦ 头孢克洛混悬剂：25mg（1mL）；0.125g（5mL）。

⑧ 头孢克洛干混悬剂：50mg；0.125g；0.25g；0.375g；0.75g；1.5g；

头孢地尼
Cefdinir

【适应证】敏感菌株引起的轻、中度感染，包括上、下呼吸道感染，眼、耳、鼻、喉感染，泌尿生殖道感染，外伤或手术伤口继发感染，皮肤、软组织感染等。

【注意事项】

① 下列患者应慎用：对青霉素类有过敏史者，有支气管哮喘、荨麻疹等过敏性疾病者，严重肾功能障碍者，进食或吸收困难者。

② 可能出现红色尿或红色粪便。

③ 可出现 Coombs 试验阳性和尿糖还原试验假阳性。

【禁忌证】对本品有休克史者。

【不良反应】可发生腹泻、腹痛、皮疹、瘙痒、AST 及 ALT 升高；其他偶可发生史 - 约综合征（Stevens-Johnson综合征）或中毒性表皮坏死松解症、过敏性休克、中性粒细胞缺乏、血小板减少或溶血性贫血、严重结肠炎、肺嗜酸性粒细胞浸润症（PIE），急性肾功能不全、严重肝炎等。

【用法与用量】口服：每日 9 ～ 18mg/kg，分 3 次口服。

【制剂与规格】

① 头孢地尼分散片：50mg；100mg。

② 头孢地尼胶囊：0.1g。

头孢曲松
Ceftriaxone

【适应证】敏感菌引起的如下疾病：脓毒症，脑膜炎，莱姆病（早、晚期），腹部感染（腹膜炎、胆道及胃肠道感染）；

骨、关节、软组织、皮肤及伤口感染；免疫功能低下患者感染；肾脏及泌尿道感染；呼吸道感染，尤其是肺炎、耳鼻咽喉感染；生殖系统感染，包括淋病。

【注意事项】

① 交叉过敏反应：对青霉素类或青霉胺过敏者、对其他头孢菌素或头霉素过敏者，也可能对本品过敏。

② 有胃肠道疾病者，特别是溃疡性结肠炎、局限性肠炎或抗菌药物相关性结肠炎（头孢菌素类很少产生抗菌药物相关性肠炎）者应慎用。

③ 有严重肝、肾功能不全或肝硬化者应调整剂量。

④ 血液透析清除的量不多，透析后无需增补剂量。

⑤ 对诊断的干扰：应用本品者 Coombs 试验可出现阳性；以硫酸铜法测尿糖时可获得假阳性反应；血尿素氮和血清肌酐可有暂时性升高；血清胆红素、碱性磷酸酶、ALT 及 AST 皆可升高。

⑥ 头孢曲松不能与含钙溶液同时使用。在出生 28 日以上的儿童使用时，头孢曲松与含钙溶液应间隔静脉滴注，不可使用同一静脉输液管。

⑦ 对于出生体重 < 2kg 的新生儿，其用药安全尚未确定。有黄疸的新生儿或有黄疸严重倾向的新生儿应慎用或避免使用本品。

【禁忌证】本品及其他头孢菌素抗菌药物过敏的患者。有青霉素过敏性休克史的患者。高胆红素血症的新生儿和早产儿。出生 28 日以内的新生儿如果需要（或预期需要）使用含钙静脉输注营养液治疗，则禁止使用头孢曲松，因为有钙沉淀的危险。

【不良反应】

① 全身性不良反应

a. 胃肠道反应：稀便或腹泻、恶心、呕吐、胃炎和舌炎。

b. 血液学改变：嗜酸粒细胞增多、白细胞减少、中性粒细胞减少、溶血性贫血、血小板减少等。

c. 皮肤反应：皮疹、过敏性皮炎、瘙痒、荨麻疹、水肿、多形性红斑等。

② 其他罕见不良反应

a. 头痛，眩晕。

b. 转氨酶升高。

c. 肾功能异常：少尿，血肌酐升高。

d. 生殖道真菌病。

e. 发热，寒战。

f. 过敏性或过敏样反应。

g. 头孢曲松与钙结合，在新生儿和早产儿的肾、胆管和肺内沉积，可致严重不良性反应。

h. 抗菌药物相关性肠炎及凝血障碍罕见；

③ 局部不良反应：极少发生静脉用药后静脉炎，肌内注射致局部疼痛。

【用法与用量】

① 用法

a. 肌内注射：0.25g 或 0.5g 溶于 0.2% 盐酸利多卡因注射液 2mL 中，用于肌内注射。

b. 静脉注射：0.25g 或 0.5g 溶于 5mL 灭菌注射用水中、1g 溶于 10mL 灭菌注射用水中用于静脉注射，注射时间不能少于 3min。

c. 静脉滴注：2g 溶于 40mL 无钙静脉注射液中，如 0.9% 氯化钠注射液、5%/10% 葡萄糖注射液等。静脉滴注时间至少 30min，新生儿至少 60min。

② 用量

a. 出生 14 日以内的新生儿，每日 20 ～ 50mg/kg（不超过 50mg/kg），每日 1 次；出生 15 日 ～ 11 岁的儿童，每日 20 ～ 80mg/kg，每日 1 次；12 ～ 18 岁或体重≥50kg 的儿童，每次 1g，每日 1 次（每 24 小时）。重症感染或脑膜炎，起始剂量为每次 100mg/kg，剂量可增至每次 2 ～ 4g，每日 1 次。

b. 先天性淋菌性结膜炎：新生儿单剂每次 25 ～ 50mg/kg（最大剂量 125mg）。

c. 无并发症的淋病和盆腔炎症：12 岁以下和体重<45kg 的儿童，深部肌内注射单剂 125mg；12 岁以上和体重≥45kg 的儿童，深部肌内注射单剂 250mg。

d. 早期梅毒：12 ～ 18 岁的儿童，每次 500mg，深部肌内注射，连续注射 10 日。

e. 预防外科手术感染：12 ～ 18 岁的儿童在麻醉诱导期每次 1g，大肠肛门手术每次 2g，肌内注射、静脉注射或静脉滴注。

f. 预防脑膜炎球菌性脑膜炎：12 岁以下（不包括新生儿），单剂 125mg，肌内注射；12 ～ 18 岁，单剂

250mg，肌内注射。

g.肾功能不全者（肌酐清除率<10mL/min），最大剂量 50mg/kg，每日用量不能超过 2g。严重肾功能不全伴肝功能不全者，应减少剂量。

【制剂与规格】注射用头孢曲松钠：0.25g；0.5g；0.75g；1.0g；1.5g；2.0g；3.0g；4.0g。

 ## 1.2 大环内酯类

红霉素
Erythromycin

【适应证】肺炎支原体、肺炎衣原体、解脲脲原体等所致的呼吸道、泌尿生殖道感染，其他非典型病原体引起的鹦鹉热、回归热、Q 热，局部应用也可用于沙眼衣原体引起的结膜炎；厌氧菌或厌氧菌与需氧菌混合感染所致的口腔感染；甲氧西林敏感葡萄球菌属引起的皮肤软组织感染，如疖、痈，棒状杆菌引起的红癣；空肠弯曲菌性肠炎、军团菌肺炎、百日咳等。

【注意事项】

① 仅适用于敏感菌所致的轻、中度感染。

② 孕妇、肝病或肝功能不全者慎用，也不宜选用红霉素酯化物。

③ 食物中仅与牛奶同服可增加吸收。

【禁忌证】对红霉素类药物过敏者。禁止与抗组胺药特非那定合用，以避免引起心脏毒性。

【不良反应】主要引起胃肠道反应，与药物直接刺激胃肠道有关。偶有药疹与药物热、肝功能异常、外周血白细胞下降。假膜性肠炎、溶血性贫血、间质性肾炎、急性肾功能不全等严重不良反应罕见。红霉素酯化物可致肝毒性，常在用药后 10 ~ 12 日出现，可能属过敏反应。停药后大多自行消退，预后良好。

【用法与用量】

① 口服：出生 7 日以内的新生儿，每次 10mg/kg，每 12 小时 1 次；出生 7 ~ 28 日的新生儿，每次 10 ~ 12.5mg/kg，每 8 小时 1 次；出生 28 日以上的儿童，每次 40 ~ 50mg/kg，每 6 小时 1 次。

② 静脉同口服剂量，滴注速度宜缓，静脉滴注药液浓度以 1% ~ 5% 为宜。

【制剂与规格】

① 注射用乳糖酸红霉素：0.25g（25 万 U）；0.3g（30 万 U）。

② 硬脂酸红霉素片：0.05g（5 万 U）；0.125g（12.5 万 U）；0.25g（25 万 U）。

③ 硬脂酸红霉素胶囊：0.1g（10万U）；0.125g（12.5万U）。

④ 硬脂酸红霉素颗粒：50mg（5万U）。

⑤ 红霉素片：0.125g（12.5万U）；0.25g（25万U）。

阿奇霉素
Azithromycin

【适应证】院外获得性呼吸道感染，包括流感嗜血杆菌属、卡他莫拉菌所致的轻、中度肺炎，社区获得性支原体、衣原体或军团菌肺炎；沙眼衣原体宫颈炎及尿道炎；单纯性皮肤软组织感染；艾滋病患者全身播散性鸟分枝杆菌复合体病。

【注意事项】仅少部分药物从肾脏排出，肾功能不全时，不需要作剂量调整。肝病患者的消除半衰期略有延长，但对轻、中度肝硬化患者如仅需短疗程（3～5日）用药，不需作剂量调整。其他参见红霉素。

【禁忌证】对本品、红霉素或其他任何一种大环内酯类药物过敏者。

【不良反应】与红霉素相比，本品的每日给药次数及给药剂量均明显减少，故不良反应发生率明显下降。不良反应发生率为12%，其中胃肠道反应为9.6%，偶可出现肝功能异常、外周血白细胞下降。

【用法与用量】

① 口服，适用于 6 月龄以上儿童，餐前 1 小时或餐后 2 小时服用。

② 用量

a. 中耳炎、呼吸道感染、皮肤和软组织感染：每日 10mg/kg（每日最大量为 500mg），每日 1 次，连用 3 日。

b. 非复杂性生殖器衣原体感染和非淋菌性尿道炎，12～18 岁的儿童，每剂 1g 治疗。

【制剂与规格】

① 阿奇霉素片：0.25g（25 万 U）；0.5g（50 万 U）。

② 阿奇霉素分散片：0.125g（12.5 万 U）；0.25g（50 万 U）；0.5g（50 万 U）。

③ 阿奇霉素颗粒：0.1g（10 万 U）；0.125g（12.5 万 U）；0.25g（25 万 U）；0.5g（50 万 U）。

④ 阿奇霉素胶囊：0.125g（12.5 万 U）；0.25g（25 万 U）。

⑤ 阿奇霉素糖浆：0.5g（25mL，50 万 U）。

⑥ 阿奇霉素混悬剂：0.125g（12.5 万 U）；0.25g（25 万 U）。

⑦ 阿奇霉素干混悬剂：0.1g（10 万 U）；0.125g（12.5 万 U）；0.25g（25 万 U）；0.4g；0.8g。

2 抗变态反应药
Anti-Allergic Drugs

2.1 抗组胺类

氯苯那敏
Chlorphenamine

【适应证】变应性鼻炎、鼻窦炎。

【注意事项】

① 婴幼儿、闭角型青光眼、膀胱颈部或幽门十二指肠梗阻或消化性溃疡致幽门狭窄者、心血管疾病患者及肝功能不良者慎用。

② 与中枢神经系统抑制药并用，可加强本品的中枢抑制作用。

【禁忌证】对本品过敏者，新生儿和早产儿、癫痫患者、接受单胺氧化酶抑制药治疗者。

【不良反应】嗜睡、口干、疲劳、咽干、咽痛，少见有皮肤瘀斑及出血倾向、胸闷、心悸。少数患者出现药疹。个别患者有烦躁、失眠等中枢兴奋症状，甚至可能诱发癫痫。

【用法与用量】口服。

① 3～12岁的儿童，每次2mg，每4～6小时1次，每日最大剂量12mg。

② 12 岁以上的儿童，每次 4mg，每 4 ~ 6 小时 1 次，每日最大剂量 24mg。

【制剂与规格】

① 马来酸氯苯那敏片：4mg。

② 马来酸氯苯那敏滴丸：2mg；4mg。

③ 马来酸氯苯那敏注射液：10mg（1mL）；20mg（2mL）。

赛庚啶
Cyproheptadine

【适应证】变应性鼻炎。

【注意事项】2 岁以下儿童慎用。

【禁忌证】青光眼、尿潴留和幽门梗阻患者。

【不良反应】嗜睡、口干、乏力、头晕、恶心等。

【用法与用量】口服：2 ~ 6 岁的儿童，每次 2mg，每日 2 ~ 3 次；7 ~ 14 岁的儿童，每次 4mg，每日 2 ~ 3 次。

【制剂与规格】盐酸赛庚啶片：2mg。

异丙嗪
Promethazine

【适应证】常年性和季节性变应性鼻炎。

【注意事项】2 岁以下儿童不推荐使用。

【禁忌证】对本品过敏者。

【不良反应】常见嗜睡、视物模糊或色盲、眩晕、口鼻咽干燥、耳鸣、皮疹、胃痛或胃部不适、反应迟钝、低血压、黄疸。大剂量应用时可出现谵妄、锥体外系反应、心血管系统反应等。少见血压增高，白细胞减少，粒细胞减少症及再生障碍性贫血。

【用法与用量】口服。

① 按体重每次 0.125mg/kg 或按体表面积 3.75mg/m^2，每隔 4 ~ 6 小时 1 次。

② 睡前按体重 0.25 ~ 0.5mg/kg 或按体表面积 7.5 ~ 15mg/m^2。

③ 按年龄计算，1 岁以下的儿童，每日 5 ~ 10mg，1 ~ 5 岁的儿童，每日 5 ~ 15mg，6 岁以上的儿童，每日 10 ~ 15mg，可按每日 1 次或分 2 次给予。

【制剂与规格】

① 盐酸异丙嗪片：12.5mg；25mg；50mg。

② 小儿盐酸异丙嗪片：5mg。

③ 盐酸异丙嗪注射液：25mg（1mL）；50mg（2mL）。

氯雷他定
Loratadine

【适应证】缓解变应性鼻炎的鼻部或非鼻部症状，如喷嚏、流涕、鼻痒、眼痒及眼部烧灼感等。

【注意事项】

① 对肝功能不全者，消除半衰期有所延长，请在医师指导下使用，可按每次 10mg，隔日服用 1 次。

② 以下情况慎用，如肾功能不全者。

③ 本品对心脏功能无影响，但偶有心律失常的报道，有心律失常病史者应慎用。

④ 由于抗组胺药能清除或减轻皮肤对所有变应原的阳性反应，因此做皮试前约 48 小时应停止使用氯雷他定。

【禁忌证】具有过敏反应或特异体质的患者。

【不良反应】常见的不良反应有乏力、头痛、嗜睡、口干、胃肠道反应（包括恶心、胃炎）及皮疹等；偶见健忘、晨起面部、指端水肿。罕见的不良反应有视物模糊、血压降低或升高、昏厥、癫痫发作、乳房肿大、脱发、过敏反应、肝功能异常、心动过速、心悸、运动功能亢进、黄疸、肝炎、肝坏死、多形性红斑等。

【用法与用量】口服：2 ～ 11 岁的儿童，体重＞30kg，每次 10mg，每日 1 次；体重 ≤ 30kg 的儿童，每次 5mg，每日 1 次。12 岁以上的儿童，每次 10mg，每日 1 次。

【制剂与规格】

① 氯雷他定片：10mg。

② 氯雷他定颗粒：5mg；10mg。

③ 氯雷他定糖浆：60mg（60mL）。

④ 氯雷他定胶囊：5mg；10mg。

西替利嗪
Cetirizine

【适应证】季节性和常年性变应性鼻炎。

【注意事项】肾功能不全者用量应减半。

【禁忌证】对本品过敏者，酒后。

【不良反应】不良反应轻微且多为一过性，有困倦、嗜睡、头痛、眩晕、激动、口干及胃肠道反应等；偶有 AST 及 ALT 轻度升高。

【用法与用量】口服：2 ～ 5 岁的儿童，推荐起始剂量为 2.5mg，每日 1 次；最大剂量可增至 5mg，每日 1 次，或 2.5mg，每 12 小时 1 次；6 ～ 11 岁的儿童，根据症状的严重程度不同，推荐起始剂量为 5mg 或 10mg，每日 1 次；12 岁及其以上的儿童，每次 10mg，每日 1 次或遵医嘱，如出现不良反应，可改为早、晚各 5mg。

【制剂与规格】

① 盐酸西替利嗪片：10mg。

② 盐酸西替利嗪滴剂：0.1g（10mL）。

③ 盐酸西替利嗪胶囊：10mg。

④ 盐酸西替利嗪分散片：10mg。

⑤ 盐酸西替利嗪口服液：120mg（120mL）；10mg（10mL）。

依巴斯汀
Ebastine

【适应证】季节性和常年性变应性鼻炎。

【注意事项】2 岁以下儿童本品的安全性有待进一步验证。

【禁忌证】对依巴斯汀过敏者。

【不良反应】包括头痛、嗜睡、口干、腹痛、消化不良、食欲增加、腹泻等不良反应。

【用法与用量】口服：2 ～ 5 岁的儿童，常用量每次 2.5mg，每日 1 次；6 ～ 11 岁的儿童，每次 5mg，每日 1 次；12 岁以上的儿童，每次 10mg 或 20mg，每日 1 次。

【制剂与规格】依巴斯汀片：10mg。

左西替利嗪
Levocetirizine

【适应证】季节性变应性鼻炎、常年性变应性鼻炎。

【注意事项】
　① 中、重度肾功能不全者应调整用法用量。
　② 6 岁以下儿童慎用。
　③ 合并服用乙醇或其他中枢神经系统抑制药可能导致其警戒性降低或操作能力减弱。

【禁忌证】对本品任何成分过敏者或者对哌嗪类衍生物过敏者，肾病晚期患者及伴有特殊遗传疾病（患有罕见的半乳糖不耐受症，原发性肠乳糖酶缺乏或葡萄糖 - 乳糖吸收不良）的患者。

【不良反应】常见头痛、嗜睡、口干、疲倦、衰弱、腹痛。少见乏力。罕见过敏反应、呼吸困难、恶心、血管性水肿、瘙痒、荨麻疹、皮疹和体重增加。本品服药过量症状为嗜睡，且无特效的解毒药。

【用法与用量】口服：2 ～ 5 岁的儿童，每次 2.5mg，每日

1次; 6 岁以上的儿童, 每次 5mg, 每日 1 次。

【制剂与规格】

　　① 左西替利嗪片: 5mg。

　　② 左西替利嗪口服液: 5mg（10mL）。

地氯雷他定
Desloratadine

【适应证】常年性变应性鼻炎和季节性变应性鼻炎。

【注意事项】

　　① 慎与具有肝脏 CYP3A4 抑制作用的药物合用。

　　② 肾功能不全者需要调整剂量。

　　③ 肝功能障碍者、6 月龄以下儿童慎用。

【禁忌证】对本品过敏者。

【用法与用量】口服: 6 ~ 11 月龄的儿童, 每次 1mg, 每日 1 次; 1 ~ 5 岁的儿童, 每次 1.25mg, 每日 1 次; 6 ~ 11 岁的儿童, 每次 2.5mg, 每日 1 次; 12 岁及其以上的儿童, 每次 5mg, 每日 1 次。

【制剂与规格】

　　① 地氯雷他定片: 5mg。

　　② 地氯雷他定干混悬剂: 2.5mg; 5mg。

③ 地氯雷他定糖浆：50mg（100mL）。

2.2 白三烯受体拮抗剂

孟鲁司特钠
Montelukast Sodium

【**适应证**】《变应性鼻炎诊断和治疗指南（2015年，天津）》推荐，白三烯受体拮抗剂可推荐用于治疗季节性变应性鼻炎。

【**注意事项**】不应用本品替代吸入或口服糖皮质激素。

【**禁忌证**】对本品任何成分过敏者。

【**不良反应**】长期使用可引起精神障碍，如抑郁和兴奋等表现。

【**用法与用量**】
　　① 颗粒剂：口服，2～5岁的儿童，每次4mg，每日1次。
　　② 咀嚼片：睡前嚼服，2～5岁的儿童，每次4mg，每日1次；6～14岁的儿童，每次5mg，每日1次。
　　③ 片剂：口服，15岁及其以上的儿童，每次10mg，每日1次。

【制剂与规格】

① 孟鲁司特钠片：10mg。

② 孟鲁司特钠咀嚼片：4mg；5mg。

③ 孟鲁司特钠颗粒：4mg。

3

糖皮质激素
Glucocorticoids

氢化可的松
Hydrocortisone

【适应证】急性喉炎、急性会厌炎、外耳道炎、突发性聋、眩晕、周围性面瘫等。

【注意事项】

① 儿童尽量应用小剂量。

② 心脏病、急性心力衰竭、高脂蛋白血症、高血压、甲状腺功能减退、重症肌无力、肾功能损害、肾结石患者慎用。

③ 频繁应用可引起局部组织萎缩，易引起继发感染（真菌）。在发生感染后因炎症反应轻微、症状不明显而易漏诊；而某些感染时应用本品可减轻组织破坏，减少渗出、减轻感染症状，但须同时用有效抗生素治疗，并密切观察病情的变化。治疗活动性结核时，仅限于与适当的抗结核方案联用于暴发性或播散性结核。

④ 氢化可的松注射液中含有乙醇，必须稀释至0.2mg/mL浓度后滴注；对中枢神经系统受抑制、肝功能损害者宜选择氢化可的松琥珀酸钠注射液。

⑤ 长期应用可发生低钾血症、低钙血症、负氮平衡和垂体 - 肾上腺皮质功能抑制，应补充钾、钙、蛋白质饮食，必要时配合蛋白同化激素等，并限制糖摄入，采用保护肾上腺皮质功能的措施。

⑥ 避免发生肾上腺皮质功能减退及原有疾病症状复发，

长期接受糖皮质激素治疗后应逐渐缓慢减量，并由原来的一日用药数次改为一日上午用药 1 次，或隔日上午用药 1 次，不可突然停药。

【禁忌证】对本品过敏者、有严重精神病史、癫痫、活动性消化性溃疡、新近胃肠吻合术者、肾上腺皮质功能亢进、严重骨质疏松、青光眼、严重糖尿病。未控制的结核性、化脓性、细菌性和病毒性感染者。

【不良反应】

① 医源性库欣综合征表现：满月脸、向心性肥胖、皮肤紫纹、出血倾向、痤疮、高血糖、高血压、骨质疏松或骨折、低钙血症、低钾血症等。

② 动脉粥样硬化、下肢水肿、创面愈合不良、月经紊乱、股骨头坏死、儿童生长发育受抑制、有欣快感、激动、烦躁不安、定向力障碍、失眠等精神症状。

③ 其他不良反应：如肌无力、肌萎缩、多毛、胃肠道反应、恶心、呕吐、消化性溃疡、肠穿孔、胰腺炎、水钠潴留、食欲增加、体重增加、青光眼、白内障、眼压增高、视盘水肿、角膜或巩膜变薄、干眼加重、颅内压增高、易患感染或感染加重、静止期结核病灶复发等。

④ 少见不良反应：血胆固醇、脂肪酸升高，白细胞增多或白细胞、淋巴细胞、单核细胞、嗜酸性粒细胞、嗜碱性粒细胞计数下降，血小板计数下降或增加。

⑤ 若快速静脉滴注大剂量可发生全身性过敏反应，如面部、鼻黏膜及眼睑肿胀、荨麻疹、气短、胸闷、喘

鸣等。

【用法与用量】

① 口服：用于抗炎和免疫抑制，一日 2.5 ~ 10mg/kg，分 3 ~ 4 次给药，每 6 ~ 8 小时给药 1 次。

② 静脉滴注：用于各种危重病例的抢救，一日 100 ~ 200mg/m²，每 6 ~ 8 小时 1 次，待病情改善后，逐渐减量，连续应用不宜超过 3 ~ 5 日。

【制剂与规格】

① 氢化可的松片：4mg；10mg；20mg。

② 醋酸氢化可的松片：20mg。

③ 氢化可的松注射液（0.5%）：2mL：10mg；5mL：25mg；20mL：100mg。

④ 醋酸氢化可的松注射液（混悬液）（2.5%）：5mL：125mg。

⑤ 注射用氢化可的松琥珀酸钠：67.5mg（相当于氢化可的松 50mg）；135mg（相当于氢化可的松 100mg）。

⑥ 醋酸氢化可的松注射液：5mL：125mg。

醋酸泼尼松
Prednisone

【适应证】急性喉炎、急性会厌炎、突发性聋、眩晕、周围性面瘫等。

【注意事项】

① 高血压、消化道溃疡、精神病、青光眼患者慎用。

② 对长期应用本品者，在手术时及术后 3～4 日常需酌情增加用量，以防肾上腺皮质功能不全。一般外科患者应尽量不用，以免影响伤口愈合。

③ 与抗感染药并用于细菌感染疾病时，应先使用抗感染药，而在停用抗感染药之前停药，以免掩盖症状，延误治疗。

【禁忌证】

① 对本品过敏者。

② 活动性肺结核者。

③ 严重精神疾病者、癫痫、活动性消化性溃疡、糖尿病、近期行胃肠吻合术者、骨折、创伤修复期、角膜溃疡、未能控制的感染者、较重的骨质疏松者。

【不良反应】由本品所致的水、钠潴留作用较可的松弱，长期超生理剂量的应用可出现并发感染、向心性肥胖、满月脸、紫纹、皮肤变薄、肌无力、肌萎缩、低血钾、水肿、恶心、呕吐、高血压、糖尿病、痤疮、多毛、感染、胰腺炎、伤口愈合不良、骨质疏松、诱发或加重消化道溃疡、儿童生长抑制、诱发精神症状等。

【用法与用量】口服：一日 1～2mg/kg，分 2～3 次，最大量 60mg。

【制剂与规格】醋酸泼尼松片：5mg。

4 黏液促排剂

Mucus Promotors

桉柠蒎
Eucalyptol

【适应证】急、慢性鼻窦炎。

【禁忌证】对本品过敏者。

【不良反应】不良反应轻微，偶有胃肠道反应及过敏反应，如皮疹、面部浮肿、呼吸困难和循环障碍。

【用法与用量】口服。4 ~ 10 岁的儿童，急性患者每次0.12g，每日 3 ~ 4 次；慢性患者每次 0.12g，每日 2 次。

【制剂与规格】桉柠蒎肠溶软胶囊：120mg；300mg。

欧龙马滴剂
Sinupret Drops

【适应证】急、慢性鼻窦炎。

【禁忌证】对本品及乙醇过敏者或乙醇中毒者。

【不良反应】罕见胃肠不适及过敏反应。

【用法与用量】口服：2 ~ 6 岁的儿童，每次 15 滴，每日3 次；7 ~ 14 岁的儿童，每次 25 滴，每日 3 次。

【制剂与规格】欧龙马滴剂：50mL。

5 局部用药
Local Drugs

5.1　鼻部用药

5.1.1　鼻部用药原则

鼻部局部用药有多种用药途径，鼻部滴药法、鼻部喷药法、鼻部冲洗法及鼻负压置换法（表1）。

使用局部用药时，应先清理鼻腔分泌物，再予以鼻部局部治疗性用药（鼻用激素、鼻用组胺药、鼻用减充血剂）。

表1　不同年龄段儿童的鼻部用药法

鼻部用药法					
鼻滴药法		√	√	√	√
鼻喷药法		√	√	√	√
鼻冲洗法	压力罐型			√	√
	手动压力型			√*	√
	鼻雾化型			√*	√

注：√表示该法可使用。* 表示建议 3 岁以上用。

（1）**鼻腔清理方法**：3 岁以内的婴幼儿可直接擦拭清理鼻腔分泌物，也可根据配合度使用鼻腔冲洗法清理鼻腔分泌物;3岁以上儿童可采用鼻部冲洗法进行鼻腔分泌物清理。

（2）鼻部局部治疗性用药:1岁以内可选择滴剂,按照鼻滴药法使用。1岁以上可使用滴药法或喷药法。鼻部负压置换法可在3岁以上儿童使用。

5.1.2　鼻部用药方法

5.1.2.1　鼻滴药法

【操作方法】儿童取平卧位,头后仰或头悬于床沿与床面成30°角。滴一侧鼻时头略偏向同侧,滴药后静卧1～2min（图1）。

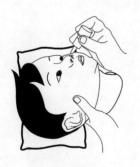

图1　鼻滴药法示意图

5.1.2.2　鼻喷雾法

【操作方法】保持头部直立或略前倾低头位（使头部与重力线成15°角）,鼻部喷头进入鼻腔约0.5mm,朝向鼻腔外侧壁喷鼻（图2）。

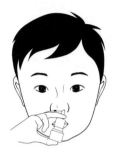

图 2　鼻喷雾法示意图

5.1.2.3　鼻冲洗法

目前市面上的鼻冲洗器有多种，如压力罐型、手动压力型、鼻雾化型（图 3 ~ 图 5）等。其中鼻雾化型冲洗力度较柔和，深度较前几种浅，对于小龄儿童易于接受。

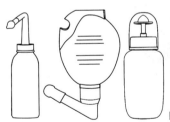

图 3　手动压力型鼻冲洗器

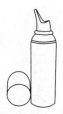
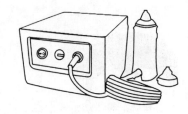

图 4　压力罐型鼻冲洗器　　　　图 5　鼻雾化型鼻冲洗器

【操作方法】

① 取专用鼻腔冲洗器用洗鼻盐水冲洗鼻腔，水温约36℃，与体温相同或略低于体温，水温不宜太高。

② 儿童取坐位，头向前倾约30°，前面放一容器。将鼻腔冲洗器头端朝向鼻腔外侧，张口用口呼吸。用手一捏一松轻压鼻腔冲洗器，按压时屏住呼吸，即可进行一侧鼻腔冲洗，洗液从对侧鼻腔或口腔流出。两侧交替冲洗（图6）。

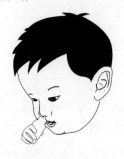

图 6　鼻冲洗法示意图

③ 排除鼻腔鼻窦残余洗液：弯腰使鼻尖朝向地面，使鼻内残余洗液流出。再深弯腰使鼻尖朝向膝部，使鼻内残余洗液进一步流出。在处于这两个体位时，采用嘴吸入和鼻呼出的呼吸方式，反复 5 ~ 10 次。

【注意事项】

① 洗鼻时，一定避免用鼻吸气、做吞咽动作或说笑，以避免呛水。

② 在换洗另侧鼻腔前，可用手指轻捏鼻翼，将余下鼻腔内水和分泌物排出。

③ 如果鼻内存水，短时内可能会出现打喷嚏现象。不必担心其并非感冒，且这种现象会很快消失。如图所示。

5.1.2.4　鼻负压置换法

【操作方法】

① 先用 0.5% 麻黄碱收缩鼻腔，仰卧位，垫肩、伸颈，使颏部与外耳道口连线与水平线垂直。用滴管自前鼻孔缓慢滴入 2 ~ 3mL 药液入鼻腔。

② 与负压吸引器相连的橄榄头头端塞于前鼻孔，手指按压对侧鼻翼封闭，嘱儿童均匀地发出"开 - 开 - 开"之声，同步开启负压吸引器 1 ~ 2s，重复 6 ~ 8 次，达到充分置换的目的。同法进行对侧操作。

③ 操作完毕，让儿童坐起，吐出口内和鼻腔内药液及

分泌物，部分药液将仍留于鼻腔内，15min 内勿擤鼻及弯腰。

【注意事项】若小龄儿童不能配合发音时，可让其尽量张大口，则软腭亦可将鼻咽封闭。

5.1.3 鼻用抗组胺药

左卡巴斯汀鼻喷雾剂
Levocabastine Nasal Spray

【适应证】变应性鼻炎。

【禁忌证】不适用于 6 月龄以下儿童及对本品所含成分过敏者。

【不良反应】偶有暂时而轻微的局部刺激（鼻刺痛和烧灼感）。罕见过敏反应。

【用法与用量】鼻腔喷雾吸入：每次每鼻孔各 2 喷，每日 2 次；也可增加至每次每鼻孔 2 喷，每日 3 ~ 4 次，连续用药直至症状消除。

【制剂与规格】盐酸左卡巴斯汀鼻喷雾剂：5mg（10mL）。

氮卓斯汀鼻喷剂
Azelastine Nasal Spray

【适应证】季节性变应性鼻炎（花粉症）和常年性变应性鼻炎。

【禁忌证】对本品过敏者及 6 岁以下的儿童。

【不良反应】少数患者会出现鼻黏膜刺激、鼻出血。若给药方法不正确（如头部后仰），流入口咽会有苦味感，偶见恶心。

【用法与用量】鼻腔喷雾吸入：6 岁及其以上的儿童，每次每鼻孔各 1 喷，每日 2 次，连续使用不超过 6 个月。

【制剂与规格】氮卓斯汀鼻喷剂：10mg（10mL），每喷 70μg。

5.1.4 鼻喷用激素

布地奈德鼻喷雾剂
Budesonide Nasal Spray

【适应证】6 岁及其以上的儿童季节性和常年性变应性鼻炎，常年性非变应性鼻炎，鼻窦炎。预防鼻息肉切除后复发，对症治疗鼻息肉。鼻内镜手术的围手术期治疗。

【注意事项】本品仅用于鼻腔，不得接触眼睛，若接触眼睛，请立即用水清洗。

【禁忌证】对本品所含成分过敏者及 6 岁以下的儿童。

【不良反应】

① 局部症状，如鼻干、喷嚏。

② 轻微的血性分泌物或鼻出血。

③ 皮肤反应，如荨麻疹、皮疹、皮炎、血管性水肿等。

④ 极少数患者发生鼻黏膜溃疡和鼻中隔穿孔。

【用法与用量】鼻腔喷雾吸入。

① 鼻炎：起始剂量，早晨每个鼻孔 2 喷，或分早、晚两次喷入，每次每个鼻孔 1 喷。在获得预期效果后，减少用量至控制症状所需的最小剂量，如每日早晨用药，每个鼻孔 1 喷。

② 鼻息肉：每次每个鼻孔 1 喷，每日 2 次。

【制剂与规格】布地奈德鼻喷雾剂：120 喷，每喷 64μg。

氟替卡松鼻喷雾剂
Fluticasone Nasal Spray

【适应证】季节性变应性鼻炎（包括花粉症）和常年性变应性鼻炎。

【注意事项】

① 鼻用喷雾剂可能会导致青光眼和／或白内障的发生。

② 当鼻内使用超过推荐给药剂量或易感患者使用推荐剂量时，可能会出现全身糖皮质激素作用。如果发生上述变化，应缓慢停药。

③ 应在接触过敏原之前使用本品，以防止变应性鼻炎症状的发生。

④ 本品含有苯扎氯铵，可能引起鼻黏膜刺激。

【禁忌证】对本品所含成分过敏者。

【不良反应】常见鼻出血、鼻腔溃疡、头痛、鼻部不适、鼻干；少见鼻中隔穿孔、青光眼、眼压升高及白内障等。

【用法与用量】鼻腔喷雾吸入。

① 糠酸氟替卡松鼻用喷雾剂：2～11岁的儿童，首次用量为每日1次，每次每侧鼻孔1喷；12岁以上的儿童，首次用量为每日1次，每次每侧鼻孔2喷。一旦症状得到适当控制，可将剂量减至每日1次，每侧鼻孔1喷以

维持疗效。

② 丙酸氟替卡松鼻喷雾剂：4 ～ 11 岁的儿童，每次每侧鼻孔 1 喷，每日 1 ～ 2 次。每日最大剂量每侧鼻孔每次 2 喷。维持量应采用能够使症状得到有效控制的最小剂量。12 岁以上的儿童，每次每侧鼻孔 2 喷，每日 1 ～ 2 次，每日最大剂量每侧鼻孔每次 4 喷。维持量每日 1 次，每个鼻孔 1 喷。

【制剂与规格】

① 糠酸氟替卡松鼻用喷雾剂：30 喷；60 喷；120 喷。每喷 27.5μg。

② 丙酸氟替卡松鼻喷雾剂：60 喷；120 喷。每喷 50μg。

糠酸莫米松鼻喷雾剂
Mometasone Furoate Aqueous Nasal Spray

【适应证】预防和治疗季节性和常年性变应性鼻炎、常年性非变应性鼻炎。

【注意事项】

① 对于新近接受鼻部手术或受外伤的患者，在伤口愈合前不宜使用本品。

② 不宜用于活动性或静止性呼吸道结核感染、未经治疗

的真菌、细菌、全身性病毒感染或眼单纯疱疹患者。

③ 2 岁以下的变应性鼻炎患者的安全性和有效性尚未确立。

【禁忌证】对本品中任何成分过敏者。

【不良反应】

① 头疼、鼻出血、鼻部刺激感及流涕。

② 罕见味觉、嗅觉干扰、鼻中隔穿孔或眼压升高。

【用法与用量】鼻腔喷雾吸入：3 ~ 11 岁的儿童，每次每侧鼻孔 1 喷（50µg），每日 1 次。12 岁以上儿童，一次每侧鼻孔各 100µg，每日 1 次。症状控制后，剂量可减至一次每侧鼻孔各 50µg。如症状未被有效控制，则剂量可增至一次每侧鼻孔 200µg。

【制剂与规格】糠酸莫米松鼻喷雾剂：60 喷，140 喷；每喷 50µg。

曲安奈德鼻喷雾剂
Triamcinolone Acetonide Nasal Spray

【适应证】治疗和预防 4 岁以上儿童的季节性或常年性变应性鼻炎。

【注意事项】

① 呼吸道活动性结核病、未治疗的真菌病、全身性或病毒性感染、眼部单纯疱疹病毒感染等患者慎用。

② 鼻中隔溃疡、鼻部手术或创伤后慎用。

③ 鼻腔和鼻窦伴有细菌感染者，应同时进行抗感染治疗。

④ 已经全身应用糖皮质激素类药物并造成肾上腺功能损伤者，改用本品局部治疗时，也应注意检查下丘脑 - 垂体 - 肾上腺轴的功能。

⑤ 对严重变应性鼻炎患者，尤其是伴有过敏性眼部功能损伤者，改用本品局部治疗时，应同时接受其他药物治疗。

⑥ 一旦发生鼻、咽部白色念珠菌感染，停止使用本品，并给予适当的治疗。

⑦ 对部分患者，在治疗第 1 日症状会有所改善，但通常需经 1 周左右的治疗方可达到最大疗效。

【禁忌证】 对本品所含成分过敏者。

【不良反应】

① 鼻、咽部干燥或烧灼感，喷嚏或轻微鼻出血、头痛等。

② 鼻分泌物呈黄色或绿色，有异味；鼻部或咽部有较严重的刺痛。

③ 罕见鼻中隔穿孔、眼压升高。

【用法与用量】鼻腔喷雾吸入：4 ～ 12 岁的儿童，每次每侧鼻孔各 1 喷，每日 1 次。每日最大量，每次每侧鼻孔各 2 喷，每日 1 次。12 岁及其以上的儿童，每次每侧鼻孔各 2 喷，每日 1 次。当症状被控制时，每次每侧鼻孔各 1 喷（维持量）；如果症状未被有效控制，则剂量可增至每次每侧鼻孔各 4 喷，但每次总量不得超过 8 喷。

【制剂与规格】醋酸曲安奈德鼻喷雾剂：每支 120 喷，每喷 55μg。

5.1.5　鼻用肥大细胞膜稳定药

色甘酸钠
Sodium Cromoglicate

【适应证】防治变应性鼻炎。

【禁忌证】对本品过敏者。

【不良反应】
① 使用滴鼻液时，可出现鼻刺痛、烧灼感、打喷嚏、头痛、嗅觉改变等不良反应。罕见鼻出血及皮疹等过敏反应。

② 干粉吸入时，少数患者有咽部刺激感、呛咳、恶心、胸闷，系由粉末的刺激所致。也有在治疗数周后症状加重，或出现皮疹、排尿困难。

【用法与用量】

① 滴鼻液：滴入鼻内，每次 2 ~ 3 滴，每日 3 ~ 4 次。

② 吸入干粉胶囊：鼻吸入，儿童应用少。

【制剂与规格】

① 色甘酸钠滴鼻液：0.2g（10mL）。

② 吸入用色甘酸钠胶囊：20mg。

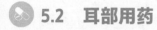 5.2 耳部用药

5.2.1 耳部用药方法

5.2.1.1 耳滴药法

【操作方法】包括点耳和耳浴。患者取侧卧位，患侧朝上，单手将耳郭拉向后上，推耳屏向前，使外耳道变直，另一手持滴耳液滴入外耳道内，同时反复按压耳屏，并保持患耳向上 10min——即为耳浴（图 7）。

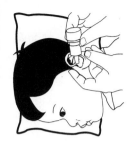

图 7　耳滴药法示意图

5.2.1.2　外耳道冲洗法

【操作方法】患者取侧坐位，头偏向健侧，将弯盘放在患侧耳垂下方作接水用，弯盘紧贴皮肤。操作者左手将患侧耳郭轻轻向后（后下）牵拉，右手取吸满温热生理盐水的冲洗器置于外耳道口，向外耳道后上壁方向冲洗，将外耳道盯聍或异物冲出。可反复冲洗，直至盯聍或异物冲出，最后用棉签拭干外耳道。

5.2.2　软化盯聍药

碳酸氢钠滴耳液
Sodium Bicarbonate Ear Drops

【适应证】外耳道盯聍栓塞。

【禁忌证】对本品所含成分过敏者。

【不良反应】耵聍栓塞膨胀后，可引起外耳道疼痛、耳堵感。

【用法与用量】按照耳滴药法：每次 2 ~ 3 滴，每日 2 ~ 3 次。点耳后进行约 10min 的耳浴。用药 2 ~ 3 日后，应及时取出耵聍。

【制剂与规格】碳酸氢钠滴耳液：0.5g（10mL）。

5.2.3 抗生素滴耳药

氧氟沙星滴耳液
Ofloxacin Ear Drops

【适应证】敏感菌引起的中耳炎、外耳道炎、鼓膜炎。

【注意事项】

① 一般用于中耳炎局限在中耳黏膜部位的局部治疗。若炎症已累及鼓室周围时，除局部治疗外，可同时加用口服抗菌药物。

② 婴幼儿使用需酌情。

③ 出现过敏症状时应立即停药。

④ 本品疗程不宜超过 4 周。

⑤ 使用本品时若药温过低，可能会引起眩晕。因此，使用时药品温度应接近体温。

【禁忌证】对本品所含成分及对喹诺酮类药过敏者。

【不良反应】偶有耳痛及瘙痒感。

【用法与用量】按耳滴药法（点耳和耳浴）：儿童每次点耳3～4滴，每日2～3次。点耳后进行约10min的耳浴。根据症状适当增减点耳次数及用药时间。

【制剂与规格】氧氟沙星滴耳液：15mg（5mL）。

5.2.4 抗真菌外用药

克霉唑
Clotrimazole

【适应证】外耳道炎。

【注意事项】避免接触眼睛黏膜。过敏体质者慎用。

【禁忌证】对咪唑类药物过敏者。

【不良反应】偶可引起局部刺激、瘙痒、烧灼感、接触性皮炎，皮肤可出现红斑、丘疹、水疱、脱屑等。偶见过敏反应。

【用法与用量】外用：每日2～3次。

【制剂与规格】克霉唑软膏：含克霉唑1%～3%。

益康唑
Econazole

【适应证】外耳道炎。

【注意事项】
① 治疗念珠菌病时避免局部紧密覆盖敷料。
② 本品仅作外用，避免接触眼睛黏膜。

【禁忌证】与其他含有可的松类制剂一样，复方制剂禁用于皮肤结核、梅毒、水痘或各种疱疹病毒感染。对本品过敏者禁用。

【不良反应】偶见局部刺激、瘙痒、烧灼感、接触性皮炎，皮肤可出现红斑、丘疹、水疱、脱屑等。偶见过敏反应。

【用法与用量】局部外用，取适量涂于患处，每日早、晚各1次。

【制剂与规格】
① 益康唑乳膏：1%。
② 复方硝酸益康唑乳膏：1% 硝酸益康唑，0.1% 曲安奈德。
③ 曲安奈德益康唑乳膏：15g（内含硝酸益康唑 0.15g，曲安奈德 15mg）。

咪康唑
Miconazole

【适应证】外耳道炎。

【注意事项】有心律失常者慎用。避免接触眼睛黏膜。过敏体质者慎用。

【禁忌证】对本药过敏者，1 岁以下的儿童。

【不良反应】局部刺激症状，如烧灼感、瘙痒等。

【用法与用量】外用：每日 2 次。

【制剂与规格】咪康唑软膏：2%。

5.2.5　消毒防腐液

硼酸滴耳液
Boracic Acid Otic Drops

【适应证】急性中耳炎、慢性中耳炎、外耳道炎。

【注意事项】
　　① 使用温度应接近体温，切忌接触眼睛。
　　② 避免用于 3 岁以下的儿童。
　　③ 鼓膜穿孔时慎用。

【禁忌证】对本品所含成分过敏者、婴儿、大面积皮肤损害者禁用。

【不良反应】滴耳时可有短时间刺痛感。

【用法与用量】

　① 按照滴耳法点耳：儿童每次 1 滴，每日 3 次。

　② 清洗外耳道：用无菌棉签蘸取本品适量擦拭外耳道，每日 3 次。

【制剂与规格】硼酸滴耳液：0.4g（10mL）。

酚甘油滴耳液
Phenol and Glycerin Otic Drops

【适应证】鼓膜未穿孔的急性中耳炎、外耳道炎。

【注意事项】本品对皮肤及黏膜有腐蚀性，浓度不宜超过2%。

【禁忌证】对本品所含成分过敏者、鼓膜穿孔且流脓患者、6 月龄以下婴儿。

【用法与用量】按照滴耳法点耳：儿童每次 2 滴，每日 3 次。

【制剂与规格】酚甘油滴耳液：0.1g（10mL）；0.2g（10mL）。

过氧化氢溶液
Hydrogen Peroxide Solution

【适应证】急性化脓性中耳炎、慢性化脓性中耳炎及外耳道炎。

【注意事项】

① 避免皮肤及黏膜接触高浓度的该溶液。

② 本品遇氧化物或还原物即迅速分解并产生泡沫。光照易变质。

③ 不可与碱、碘化物混合使用。

【禁忌证】对本品所含成分过敏者。

【不良反应】高浓度对皮肤和黏膜产生刺激性灼伤，形成疼痛"白痂"。

【用法与用量】按照滴耳法点耳：儿童每次 3 ~ 5 滴，每日 3 次。滴药后数分钟用棉签擦净外耳道分泌物或用棉签蘸取本品直接清理外耳道的脓液。

【制剂与规格】过氧化氢溶液（3%）：3g（100mL）；15g（500mL）。

5.3 咽喉部用药

5.3.1 喷喉用药

5.3.1.1 咽喉喷雾法

【操作方法】将药物喷嘴置于口腔内。喷雾同时，患者做深吸气，将喷出的药物吸入咽喉部。

5.3.1.2 喷喉药

开喉剑喷雾剂
Kaihoujian Penwu Ji

【适应证】急、慢性咽喉炎，扁桃体炎，咽喉肿痛，口腔炎，牙龈肿痛。

【注意事项】
　　① 忌辛辣、鱼腥食物。
　　② 服药后出现腹泻、腹痛等不适者应停服。

【禁忌证】对本品过敏者，酒精过敏者及过敏体质者慎用，肝功能不全或肝肾损伤者慎用。

【不良反应】

　① 偶见轻度恶心、呕吐，一般可自行缓解。

　② 罕见过敏反应，如皮疹、瘙痒，停药后可自行消退。

【用法与用量】喷患处，每次适量，每日数次。

【制剂与规格】开喉剑喷雾剂：40mL。

金喉健喷雾剂
Jinhoujian Penwu Ji

【适应证】用于风热所致咽痛、咽干、咽喉红肿、牙龈肿痛、口腔溃疡。

【注意事项】

　① 忌辛辣、鱼腥食物。

　② 使用时应避免接触眼睛。

　③ 不宜在服药期间同时服用温补性中药。

　④ 属风寒感冒咽痛者，症见恶寒发热、无汗、鼻流清涕者慎用。

【禁忌证】对本品过敏者。

【用法与用量】喷患处，每次适量，每日数次。

【制剂与规格】金喉健喷雾剂：20mL。

5.3.2 含漱用药

复方硼砂含漱液
Compound Borax Solution

【适应证】口腔炎、咽喉炎与扁桃体炎等。

【注意事项】

① 含漱后应吐出，不可咽下。

② 本品误服后可引起局部组织腐蚀，吸收后可发生急性中毒，早期症状为呕吐、腹泻、皮疹以及中枢神经系统先兴奋后抑制等症状。

③ 用时应避免接触眼睛。

④ 勿与生物碱的盐、氯化汞、硫酸锌以及其他金属盐并用。

【禁忌证】对本品过敏者、新生儿、婴儿。

【用法与用量】含漱：每次 10mL，加 5 倍量的温开水稀释后含漱，每日 3～4 次。

【制剂与规格】复方硼砂溶液：100mL，内含硼砂 1.5g，碳酸氢钠 1.5g，液化酚 0.3mL，甘油 0.3mL。

复方氯己定含漱液
Compound Gargle Solution
Chlorhexidine Giuconatie

【适应证】牙龈炎、冠周炎、口腔黏膜炎等引起的牙龈出血、牙周脓肿、口腔黏膜溃疡等的辅助治疗。

【注意事项】

① 本品连续使用不得超过 3 个疗程。

② 本品仅供含漱用，含漱时应至少在口腔内停留 2 ~ 5min，含漱后吐出不得咽下。

③ 用药时应避免接触眼睛。

【禁忌证】对本品过敏者。

【不良反应】偶见过敏反应或口腔黏膜浅表脱屑。长期使用能使口腔黏膜表面与牙齿着色，舌苔发黄，味觉改变。

【用法与用量】含漱：每次 10mL，每日 2 次，早晚刷牙后含漱，5 ~ 10 日为 1 个疗程。

【制剂与规格】复方氯己定含漱液：500ml，内含葡萄糖酸氯己定 0.6g，甲硝唑 0.1g。

5.4 雾化药

吸入用布地奈德混悬液
Budesonide Suspension for Inhalation

【适应证】急性咽炎和急性喉炎。

【注意事项】

① 鼻炎、湿疹等过敏性疾病，可使用抗组胺药及局部制剂进行治疗。

② 肺结核、鼻部真菌感染和疱疹患者慎用。

③ 长期接受吸入治疗的儿童应定期测算身高。

④ 由口服糖皮质激素转为吸入用布地奈德或长期高剂量治疗的患者应特别小心，可能在一段时间内处于肾上腺皮质功能不全的状况中。建议进行血液学和肾上腺皮质功能的监测。

⑤ 不适用于快速缓解支气管痉挛。

⑥ 在哮喘加重或严重发作期间，或在应激择期手术期间应给予全身性糖皮质激素。

⑦ 应避免合用酮康唑、伊曲康唑或其他强效 CYP3A4 抑制剂。若必须合用上述药物，则用药间隔时间应尽可能延长。

⑧ 每次用药后用水漱口。

⑨ 2 岁以下的儿童慎用或不用。

【禁忌证】对本品过敏者。

【不良反应】轻度喉部刺激、舌部和口腔刺激，咳嗽、口干、溃疡、声嘶、咽部疼痛不适；味觉减弱；口咽部念珠菌感染；头痛、头晕；恶心、腹泻、体重增加、疲乏；速发或迟发的过敏反应，包括皮疹、接触性皮炎、荨麻疹、血管性水肿和支气管痉挛；精神症状，包括紧张、不安、抑郁和行为障碍等；罕见皮肤淤血、肾上腺功能减退和生长缓慢。

【用法与用量】雾化吸入，每次 0.5 ~ 1mg，每日 2 次。视病情情况逐渐减量，整个雾化吸入治疗时间建议不超过 10 日。

【制剂与规格】吸入用布地奈德混悬液：1mg（2mL）；0.5mg（2mL）。

 ## 5.5 外用药

碘甘油
Iodine Glycerol

【适应证】慢性咽炎、口腔黏膜溃疡、牙龈炎及冠周炎。

【注意事项】新生儿慎用。如连续使用 5 日无效，应咨询医师。

【禁忌证】对本品过敏者。

【不良反应】可能出现用药部位烧灼感、瘙痒及红肿等。

【用法与用量】外用，棉签蘸取少量本品涂于患处，每日 2 ~ 4 次。

【制剂与规格】碘甘油溶液：10mg（1mL）。

硼酸甘油液
Boracic Acid in Glycerin Solution

【适应证】急性咽炎、慢性咽炎。

【禁忌证】对本品成分过敏者。

【用法与用量】外用，用棉签蘸取少量本品涂于患处，每日 3 次。

【制剂与规格】硼酸甘油液：50%，硼酸 50g，甘油 100g。

6 其他
Others

6.1　β-受体拮抗剂

普萘洛尔
Propranolol

【适应证】血管瘤。

【注意事项】

① 以下情况慎用：过敏史、充血性心力衰竭、糖尿病、肺气肿、肝功能不全、甲状腺功能减退、雷诺病或其他周围血管疾病、肾功能不全等。

② 用药期间，应定期检查血常规、血压、心功能、肝功能等。

③ β受体拮抗药的耐受量个体差异大，用量必须个体化。首次使用本品时需从小剂量开始，逐渐增加剂量并密切观察反应以免发生意外。肝、肾功能不全者需降低用药剂量。

④ 甲状腺功能亢进患者用本品不可骤停，否则使甲状腺功能亢进症状加重。

⑤ 长期应用本品可有少数患者出现心力衰竭，倘若出现，可用洋地黄苷类和/或利尿药纠正，并逐步递减剂量，最后停用。

【禁忌证】支气管哮喘、心源性休克、Ⅱ或Ⅲ度房室传导阻滞、重度心力衰竭、窦性心律过缓。

【不良反应】

① 眩晕，头晕，支气管痉挛，呼吸困难，充血性心力衰竭，神志模糊，精神抑郁，反应迟钝，发热，咽痛，粒细胞缺乏，出血倾向（血小板减少），四肢冰凉，腹泻，倦怠，眼、口、皮肤干燥，指（趾）麻木，异常疲乏等，嗜睡，失眠，恶心，皮疹。

② 个别有周身性红斑狼疮样反应，多关节病综合征，幻视。

③ 剂量过大时引起低血压（血压下降），心动过缓，惊厥，呕吐，可诱发缺血性脑梗死，可有心源性休克，甚至死亡。

【用法与用量】目前建议剂量为每日 1.5 ～ 2mg/kg，分 2 次服用。3 月龄以下的儿童，每日 1.5mg/kg，分 2 次服用，3 月龄及其以上的儿童每日 2mg/kg，分 2 次服用；2 月龄以下的儿童或体重<2kg 的低体重儿，最初服药 3 日建议入院严密监测。治疗起始剂量为每日 1mg/kg，分 2 次口服。如患儿能够耐受，首次服药 12 小时后继续给药，剂量仍为 0.5mg/kg。如患儿无明显异常，第 2 日增量至每日 1.5mg/kg，分 2 次口服，并密切观察。如无异常反应，第 3 日增量至每日 2mg/kg，分 2 次口服，后续治疗以此剂量维持。

【制剂与规格】

① 盐酸普萘洛尔片：10mg。

② 盐酸普萘洛尔缓释片：40mg；80mg。

6.2　抗 IgE 单克隆抗体

奥马珠单抗
Omalizumab

【适应证】本品用于对鼻用皮质类固醇应答不充分的鼻息肉患者的附加维持治疗。

【注意事项】

① 建议不要在开始本品治疗后突然中断全身或吸入型糖皮质激素的用量，可逐渐降低剂量。

② 仅可采取皮下注射给药方法，不得采用静脉注射或肌内注射给药方式。

【禁忌证】对本品过敏者。

【不良反应】常见为头痛、发热、上腹痛、注射部位疼痛、肿胀、红斑和瘙痒。

【用法与用量】根据基线 IgE（免疫球蛋白 E）和体重，确定本品合适的给药剂量和频率。每次给药剂量为 75 ~ 600mg，按照需要分 1 ~ 4 次注射。

【制剂与规格】注射用奥马珠单抗：150mg。

6.3 眩晕和突发性聋用药

盐酸氟桂利嗪
Flunayizine Hydrochloride

【适应证】眩晕急性发作，儿童良性发作性眩晕。

【注意事项】

① 用药后疲惫症状逐步加重者应当减量或停药。

② 严格控制药物剂量，当应用维持剂量达不到治疗效果或长期应用出现锥体外系症状时，应当减量或停止服药。

③ 不可长期使用，以免抑制前庭代偿。

【禁忌证】有抑郁症病史、帕金森病或其他锥体外系疾病症状的患者。

【不良反应】

① 最常见的不良反应（常属一过性）：困倦和／或乏力(20%)，某些患者还可出现体重增加和／或食欲增加(11%)。

② 偶见下列严重的不良反应（见于长期用药者）：抑郁症，有抑郁病史的女性患者较易发生此反应。锥体外系症状（如运动徐缓、强直、静坐不能、口颌运动障碍、震颤等），老年人较易发生。

③ 罕见的不良反应报道有：胃肠道反应为胃灼热、恶心、胃痛，中枢神经系统功能障碍为失眠、焦虑。

④ 其他：溢乳、口干、肌肉疼痛及皮疹。

【用法与用量】目前建议剂量为每日2.5mg，每日1次，持续2～4周。儿童酌情用药。

【制剂与规格】盐酸氟桂利嗪片：5mg。

银杏叶提取物
Extract of Ginkgo Biloba Leaves

【适应证】眩晕相关疾病，改善微循环，加速前庭代偿，促进前庭康复。

【注意事项】

① 银杏叶提取物不影响糖代谢，因此适用于糖尿病患者。

② 高乳酸血症、甲醇中毒者、果糖山梨醇耐受性不佳者及果糖-1,6-二磷酸酶缺乏者，给药剂量每次不超过25mg。

【禁忌证】对银杏过敏体质者不建议使用此药。

【不良反应】

① 耐受性良好，罕有胃肠道不适、头痛、血压降低、

过敏反应等情况发生，一般不需要特殊处理即可自行缓解。

② 长期静脉注射时，应改变注射部位以减少静脉炎的发生。

【用法与用量】儿童酌情用药。

【制剂与规格】

① 银杏叶提取物滴剂：每支含有银杏叶提取物 17.5mg，其中银杏黄酮苷 4.2mg。

② 银杏叶提取物片：每片含有银杏叶提取物 40mg，其中银杏黄酮苷 9.6mg，萜类内酯 2.4mg（银杏叶内酯、白果内酯）。

③ 银杏叶提取物注射液：17.5mg（5mL，内含银杏黄酮苷 4.2mg）。

甲磺酸倍他司汀
Betahistine mesylate

【适应证】眩晕相关疾病伴发的眩晕、头晕感。

【注意事项】对下列患者需慎重给药：

① 有消化道溃疡史者或活动期消化道溃疡的患者。

② 支气管哮喘的患者。

③ 肾上腺髓质瘤患者。

【禁忌证】对银杏过敏者不建议使用此药。

【不良反应】

① 胃肠道反应：偶有恶心、呕吐（0.1% ~ 5%）。

② 过敏反应：偶有皮疹（0.1% ~ 5%）。

【用法与用量】儿童酌情用药。

【制剂与规格】甲磺酸倍他司汀片：6mg。

甲钴胺
Mecobalamin

【适应证】改善微循环用药。

【注意事项】如果服用 1 个月以上无效，则无需继续服用。

【禁忌证】对甲钴胺有过敏史者。

【不良反应】

① 胃肠道反应：偶有食欲不振、恶心、呕吐、腹泻（0.1% ~ 5%）。

② 过敏反应：少见皮疹（<0.1%）。

【用法与用量】儿童酌情用药。由于本药剂型为片剂，低龄儿童使用时需化药后按剂量服用。

【制剂与规格】甲钴胺片：0.5mg。

6.4 抗反流药物

奥美拉唑
Omeprazole

【适应证】反流性食管炎。

【注意事项】

① 首先排除癌症的可能性后才能使用本品。

② 不宜再服用其他抗酸药或抑酸药。

③ 肝功能不全慎用。

④ 可对诊断产生影响，使血中促胃液素水平升高，^{13}C-尿素呼气试验假阴性。

⑤ 用药前后及用药时应当检查或监测的项目：内镜检查了解溃疡是否愈合，^{13}C-尿素呼气试验了解幽门螺杆菌是否已经根除，长期服用者定期检查胃黏膜有无肿瘤样增生，用药超过3年者需监测血清维生素 B_{12} 水平。

【禁忌证】对本品过敏者、严重肾功能不全者。

【不良反应】口干、腹胀、便秘、腹泻、腹痛、肝功能升高；

感觉异常、头晕、头痛、嗜睡、失眠、外周神经炎；维生素 B_{12} 缺乏；罕见萎缩性胃炎，致癌性如肠嗜铬细胞增生、胃部类癌，男性乳房发育，溶血性贫血，皮疹。

【用法与用量】口服：用于胃食管反流病时，开始治疗 1mg/kg（每日最大剂量 40mg），每日 1 次，早餐前半小时顿服，有效后减量至 0.5mg/kg，维持治疗 4 ~ 8 周。

【制剂与规格】

① 奥美拉唑片：10mg；20mg。

② 奥美拉唑缓释胶囊：10mg；20mg。

③ 奥美拉唑肠溶片：10mg；20mg。

④ 奥美拉唑肠溶胶囊：20mg。

⑤ 奥美拉唑碳酸氢钠干混悬剂：20mg；40mg

7 常用中成药物
Commonly Used Proprietary
Chinese Medicines

喉咽清颗粒
Houyanqing Keli

【适应证】肺胃实热所致的咽部肿痛，发热，口渴，便秘，以及扁桃体炎、急性咽炎见于上述征候者。

【注意事项】
① 忌辛辣食物。
② 不宜在服药期间同时服用滋补性中药。

【禁忌证】对本品过敏者。

【不良反应】偶见皮疹、瘙痒，停药后症状消失。

【用法与用量】口服：开水冲服，1～2岁的儿童，每次6g，每日2次；3～13岁的儿童，每次6g，每日3次；14岁以上的儿童，每次6～12g，每日3次。

【制剂与规格】喉咽清颗粒：6g。

通窍鼻炎颗粒
Tongqiaobiyan Keli

【适应证】鼻渊，鼻塞，流涕，前额头痛（鼻炎，鼻窦炎及变应性鼻炎）。

【注意事项】

　　① 忌烟酒、辛辣、鱼腥食物。

　　② 不宜在服药期间同时服用滋补性中药。

【禁忌证】对本品过敏者。

【用法与用量】1 岁以内儿童遵医嘱使用。口服：开水冲服，每次 2g，每日 3 次。

【制剂与规格】通窍鼻炎颗粒：2g。

金嗓散结颗粒
Jinsangsanjie Keli

【适应证】热毒蓄结、气滞血瘀而形成的慢喉喑（声带小结、声带息肉、声带黏膜增厚）及由此而引起的声音嘶哑等症。

【用法与用量】开水冲服，每次 3 ~ 6g，每日 2 次。

【制剂与规格】金嗓散结颗粒：3g。

参考文献
Reference

1. 倪鑫，张天宇 . 实用儿童耳鼻咽喉头颈科学 [M].2 版 . 北京：人民卫生出版社 ,2021.

2. 徐先荣，杨军 . 眩晕内科诊治和前庭康复 [M]. 北京：科学出版社 ,2021.

3. 中华耳鼻咽喉头颈外科杂志编辑委员会 , 中华医学会耳鼻咽喉头颈外科学分会小儿学组 . 儿童分泌性中耳炎诊断和治疗指南 (2021)[J]. 中华耳鼻咽喉头颈外科杂志 2021, 56（6）:556-567.

4. 中华耳鼻咽喉头颈外科杂志编辑委员会鼻科组 , 中华医学会耳鼻咽喉头颈外科学分会鼻科学组、小儿学组 . 中华儿科杂志编辑委员会 . 儿童变应性鼻炎诊断和治疗指南 (2010 年 , 重庆)[J]. 中华耳鼻咽喉头颈外科杂志 ,2011,46(1): 7-8.

5.《中国国家处方集》编委会 . 中国国家处方集 [M]. 北京：人民军医出版社 ,2013: 571-580.

6. 陈新谦，金有豫，汤光 . 新编药物学 [M].18 版 . 北京：人民卫生出版社 ,2018: 993-1008.

推荐选择

滴剂
糖浆剂
干混悬剂

1 月龄

1 岁

2 岁

3 岁

推荐选择

滴剂
糖浆剂
咀嚼片
颗粒剂

4 岁

5 岁

6 岁

可选择
片剂